周贻谋 编著

看得懂用得上的养生经典

6

天津出版传媒集团

天津科学技术出版社

内容提要

　　《长生不老秘诀》是清代气功大师兼养生学家李青云的一部养生名著。本书选录了该书的核心内容,辑录了许多精辟论述,颇能发人深省。如该书第二编有《长命初基说》一篇,该篇明确指出:"然健身之道,固宜重锻炼,而锻炼之法,又至不一。今恒见鲁、豫之民,锻炼非不勤也,体魄非不强也,而上寿者不及百年。此岂天使然乎?非也,锻炼之不得其方也。夫鲁、豫间人民之所锻炼体魄者。特恃一刚劲之气,用摧残之法而强其体魄……此刚之过耳,殊非善法……予谓世间健身之术虽多,而欲求刚柔相济、阴阳调和者实鲜乎鲜矣。"书中各种精辟独到的见解还有很多,实难详列遍举,希望广大中老年朋友能反复认真阅读。

前 言

中华养生文化,源远流长,历史悠久,名家众多。典籍浩繁,内容丰富,博大精深。通观纵览,委实是一批弥足珍贵的养生文化遗产。它不但曾为古人的身心健康和却病延年做出过巨大的贡献,而且对今人的摄生颐养仍可提供理论指导,并具实际参考价值,因而备受国人青睐,同时理所当然地赢得了国际赞誉。有的外国专家预言:解决21世纪人类健康长寿的金钥匙在东方,而且指明是在古老的东方。所谓古老的东方,实际上主要是指中华民族古代优秀的养生文化遗产。

21世纪是预防医学的世纪,也是人们普遍重视养生保健的世纪,作为久享盛名的传统中华养生文化,必将为整个人类康寿造福而大显身手和大放异彩。

多年以来,笔者曾经在《长寿》杂志连续撰文,分别对历代养生家的研究成果及其代表性论著,扼要地做过简略的介绍,引起了广大读者朋友的极大兴趣。事后便有不少读者朋友来信或打电话咨询,甚至直接索要有关资料,特别是有关清代养生家石成金、李渔、尤乘、曹庭栋、袁开昌、李青云等人的摄生经验及其主要论著,瞩目者尤多。很抱歉,当时未能一一满足朋友们的要求。此次终于有机会可以做出回馈性的实际解答了。鉴于清人距今较近,其养生经验体会和见解更易为今人所理解和接受,特拟先从清代养生家的论著和成果开始做一系统介绍,撰编一套通俗易懂而又切合实用的养生经典丛书,共计六本。如有必要和可能,争取日后继续撰编介绍其他朝代养生学家论著和成果的书。现将上述六本养生经典丛书分别简介如下:

第一本,《看得懂用得上的养生经典①》:此书对自幼赢弱多病的清代著名养生学家石成金做了全面评介。特别是他所撰著的《长生秘诀》《长寿谱》《救命针》《养生镜》《延寿丹方》等,至今仍然具有极高的实际参考价值。

第二本,《看得懂用得上的养生经典②》:此书评述了清代文学家兼养生学家李渔有关摄生调养的研究成果。他在《闲情偶寄·颐养部》中发表了许多精辟独到的见解，使人备受启发。

第三本，《看得懂用得上的养生经典③》：此书对清代医家兼养生学家尤乘的《寿世青编》做了选录、解读和点评。这是一部老少咸宜的养生专著，比较切合实用。

第四本，《看得懂用得上的养生经典④》：此书对清代文学家兼养生学家曹庭栋的名著《老老恒言》做了选录、解读和点评。曹氏享年92岁，其书既是他攻读历代养生文献所获心得体会的综述，又是他防病健身和颐养天年的经验总结，很适合于今人实际运用。

第五本，《看得懂用得上的养生经典⑤》：此书对清代医家兼养生学家袁开昌的《养生三要》做了选录、解读和点评。袁氏说，他的书"皆衰辑圣哲良规，名医粹语，一可治未病，一可治已病，一可治医者之病，诚养生三要也"。

第六本，《看得懂用得上的养生经典⑥》：此书对清代养生学家李青云所撰《长生不老秘诀》做了选录、解读和点评。号称活了256岁的李青云，是清代一位精于养生的气功名家。虽然他的年寿很难令人置信，但毕竟是一位享年远超百岁的高寿者。在他的著作中，委实发表了不少卓异超群的真知灼见，诚然在摄生颐养方面令人茅塞顿开，具有极高的参考价值。

这套养生经典丛书的编撰体例是这样的，大体上分为三个部分：一为"名著选录"，二是"帮您解读"，三是"专家点评"，而点评实为全书的重点，除了分析评介原著的主旨、精华或局限性，并表明其取舍态度之外，尤其注重密切联系当今的生活实际，且适当列举有关现实事例，加以画龙点睛的评论。其目的在于更加突出"古为今用"和"学以致用"的特点，务求使读者能够收到"开卷有益"的效果，并且还能有效地帮助解决健身防病过程中所碰到的某些实际问题。

笔者虽然长期从事历代养生文献的研究，心得体会颇多，但囿于水平，书中难免存在某些讹误或欠妥之处，尚祈读者朋友惠于指正。

作者

2014年9月8日(中秋节)于长沙梨子山

概　述

　　主要生活于清代的李青云，自述生于康熙十七年(1678 年)，至民国二十二年(1933 年)才去世，说是活了 256 岁，是近代一位精于养生的气功大师和养生名家。有人曾撰写过一本《二百五十六岁老人李青云传》。然而人们对于李青云的年寿多有疑义，显然很难令人置信。但他毕竟是一位享年远超百岁的高寿者，却是不争的事实。

　　关于李青云的传说颇多，如说他是太平天国石达开手下的将领陈远昌，大渡河一战，石达开全军覆没，陈远昌就改名李青云，他乔装成草医远到四川开县(今属重庆市)陈家场一带避难等。这些传说无疑给他的身世更加增添了许多神秘色彩。但不管怎么说，李青云确有其人，他原籍四川綦江 (今属重庆市)，以采药卖药为生，以济世救民为务。每遇功名利禄之争则"掉头不顾"，而对风光秀美的山川胜境则"留连旬日"，乐而忘返。性喜出游，各地名山大川几乎遍游,四川、陕西、甘肃、河南、湖北、湖南、广西、辽宁、山东、江苏、安徽、福建、乃至新疆、西藏一带,无不留下他的足迹。他这样做,既是为了采药谋生,也是为了采气养生,并且收到了好的效果。

李青云其人"性至和易",从来不知道发脾气为何物;又属"豪爽类侠士",心胸特别宽广。他养生方面言行并举,尤重在行,能做到"不谈道而道自在其中"。他的养生经验和体会很多,概括起来主要有三条:一是清心寡欲,适性怡情;二是多游山林旷野,多做体力活动,以便运动筋骨血脉;三是与人为善,助人为乐,十分和谐地搞好一切人际关系。

李青云对摄生颐养确有真知灼见,他的许多宝贵经验和心得体会全都总结在其撰写的《长生不老秘诀》之中。望广大中老年朋友认真学习领悟,吸取其中精华以指导自身的保健和生活实践,希望人人都能健康长寿。

目 录

一、长生大道章 ……………………………………… (001)

  (一)长生总诀 …………………………………… (002)

  (二)养生篇 ……………………………………… (014)

  (三)治心篇 ……………………………………… (027)

  (四)净明篇 ……………………………………… (038)

  (五)呼吸篇 ……………………………………… (051)

  (六)答炼霞子问 ………………………………… (063)

二、长命初基章 …………………………………… (077)

  (一)长命初基说 ………………………………… (078)

  (二)静坐之法 …………………………………… (085)

  (三)调息之法 …………………………………… (089)

  (四)安神之法 …………………………………… (094)

  (五)行动坐卧亦当有法 ………………………… (100)

  (六)行动之法 …………………………………… (106)

  (七)全身关窍脉络总名 ………………………… (121)

三、达道章 ………………………………………… (129)

四、心性章 ………………………………………… (131)

五、青云老人语录 ………………………………… (133)

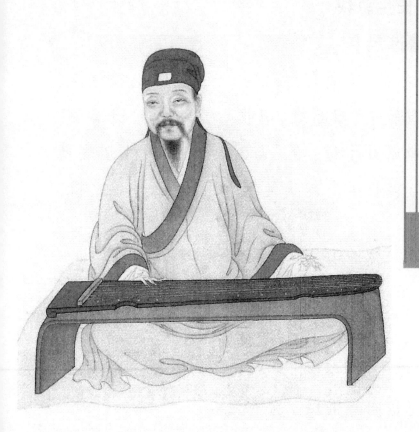

一　长生大道章

这是《长生不老秘诀》的第一编,共收载长生总诀、养生篇、治心篇、净明篇、呼吸篇、答炼霞子问等六篇专论。其中有的篇幅很长,有的略短;对于篇幅长的,拟将原文分成几个部分先帮您解读,待全篇完了之后再做点评。至于篇幅短的,则仍旧在篇末做解读和点评。

(一)长生总诀

{名著选录}

长生之术,其道有十:曰打坐,曰降心,曰炼性、曰超界,曰敬信,曰断缘,曰收心,曰简事,曰真观,曰泰定。能解此十道,始足与言延龄;得此十道之精微,始足与言长生。却病延年之法,返老还童之机,皆系于是。

打坐之道,形体端庄,合眼瞑目,此假打坐也。若真打坐者,二六时中,行住坐卧,心似泰山,不动不摇,六根不出,七情不入,素富贵行乎富贵,素贫贱行乎贫贱,无遇不安,无入不得。能如此,不必参禅入定,便是肉身仙佛。

降心之法,湛然不动,昏昏黑黑,不见万物;杳杳冥冥,不分内外;丝毫欲念不生,此是真定,不必降也。若心逐境驰,有所感念,寻头觅尾,或静中有所见闻,现出无数幻象,则心生败坏,道德有损,不可不降。

至于炼性,如理瑶琴,促则弦断,慢则不应,紧慢得中,则琴调矣。又如铸剑,钢多易折,铁多易卷,钢铁得中,则剑利矣。此旨如此,炼其性者,宜深体而善解之也。(未完)

帮您解读

长生的手段,其方法有十种:一叫打坐,二叫降心,三叫炼性,四叫超界,五叫敬信,六叫断缘,七叫收心,八叫简事,九叫真观,十叫泰定。能够理解这十种方法,才可以与之谈论延长年寿;得以掌握这十种

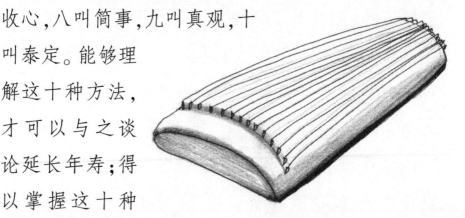

方法的精妙微细之处,才有可能论说长生不老。消除疾病与延长年寿的方法,返老还童的机制与诀窍,都与这十种方法密切相关。

打坐的方法,人的外形与身体端正庄重,两眼闭合,这叫假打坐。如果是真打坐,在每天的十二个时辰中,行住坐卧,心像泰山一样,不动不摇,六根(眼、耳、鼻、舌、身、意)不作出反应,七情(喜、怒、忧、思、悲、恐、惊)不进入内心,素来富贵就过富贵生活,素来贫贱就过贫贱生活,遇到什么无不安定,得到什么无不适宜。倘若能够如此,不必专心修炼佛法而很安定,其本人的肉体就等于是仙佛之像。

降心的方法,心很深沉不动,一片昏昏黑黑,看不见万物;到处都是渺渺茫茫,分不清内外;丝毫的欲念也不会产生,这才叫真正安定,是不必再去降心的。倘若心思随着境遇不断奔驰变动,时时有所感念,不断寻觅事物头尾,或者在寂静之中不断有所感悟见闻,表现出无数的幻想形象,心中就会想出坏点子,使道德有所缺损,那就非降心不可。

至于炼性的方法，有如演奏以美玉为饰的琴瑟，弹得太急促琴弦就会断掉，弹得太缓慢又得不到应有的乐音，只有快慢适中，才能弹出调和美好的音乐。又好比铸造宝剑，钢的成分太多容易折断，铁的成分太多又易卷曲；只有钢和铁的比例适中，才能铸造出锋利的宝剑。其要旨就是如此，真要讲究炼性的话，就必须善于领悟上述道理。

⫷名著选录⫸

界有三界：为欲界、色界、无色界。私欲浑忘，即超欲界；尘境浑忘，即超色界；不着空相，即超无色界。超此三界，则烦恼不生，邪魔远避。

敬者道之根，主一无适之谓；信者决然无疑，真实不虚之谓也。能守敬信，即是圣贤仙佛。孔子曰：敬而信，以亲仁。可见圣人亦从此下手。

断缘者，断尘缘也。尘缘不断，最足蔽心，万样聪明，皆为所蒙。凡人不能无荣辱得丧之心，则机械之念生。机械之心生，则万种干时求利事作。于是乎耘耘扰扰，尘缘挠人，心无片刻安，神无片刻定，以致促其寿命。此大忌也。古人曰：弃事则形不劳，无为则心自安。勿显德而露能，勿障己而抑人。一切荣辱得丧之情，不系于念；一切生死老病之事，不萦于心，则尘缘自断矣。古之修长生之道者，莫不如此。

至于收心，则又进一层矣。心乃一身之主，全神之舍，静则生慧，动则昧矣。人情迷于幻境，以为真实，甘受染污，不加洗濯，蒙蔽日深，离道愈远。若能日新又新，绝尘离境，虚灵空洞，不着一物，心与道合，名曰归根。归根不离，名曰定静。归根定静之后，其心泰然，内无所着，外亦无为。不垢不净，毁誉不生；非智非愚，利害不侵；恪守其中，恪行其常，与时消息，此为上智。夫心犹眼也，纤尘入眼，眼常不安；小事萦心，心常不定；不安不定，其病最深。宜随起随制，务令不动，调和纯熟，自得安闲。无昼无夜，行住坐卧，应事接物，着意安之。心若得定，即须安养，勿令烦恼。少得安逸，渐渐驯狎，唯益清远。此收心之道也。（未完）

⟩帮您解读⟨

界有三界:可分为欲界、色界、无色界。私欲完全忘记,便是超出了欲界;尘世环境完全忘记,就是超出了色界;不作虚幻的想象,即超出了无色界。能够超出这三界,烦恼就不会产生,妖怪邪魔就会远远地避开你。

敬是养生之道的根本,是说用来主宰一切无不适宜;信即绝对可靠而无疑问,说的是真实而不虚假。能够谨守敬与信,就可称得上是圣贤和仙佛了。孔子说过:讲究敬与信,便是亲近仁德。可见圣人也是从这两个字入手的。

所谓断缘,就是断绝尘缘。尘缘如不断绝,最能使心蔽塞,纵有万种聪明才智,都会受到蒙蔽。大凡人不可能没有荣辱得失之心,那么机巧的念头就会产生。机巧之心一旦产生,万种趋附时势和谋求利禄的事情就会出现。在这种情况下纷纷扰动,尘缘打乱人心,心中没有片刻能安宁,精神没有片刻能稳定,因而使人缩短寿命。这是最大的禁忌。古人说:抛弃事情则形体不劳累,清静无为则心自安定。不要显示道德水平和表露办事能力,不要障蔽自己而抑制他人。一切荣辱得失的情绪,不要出现在念头上;一切生老病死的事情,不要记挂在心,这尘缘自然就断掉了。古代修炼长生之道的人,没有不是这样做的。

至于收心,可说是更上一层楼了。心乃一身的主宰,是保全精神的屋舍,安静即生智慧,乱动便生愚昧了。人的情思常迷恋于虚幻之境,认为很真实,甘愿受到污染,而不加以洗涤。受蒙蔽一天天地加深,离开道德标准也就越来越远。若能对养生之道每天都有新的领悟,与尘世断绝联系,内心很空灵,不记挂一事一物,心思与养生之道相吻合,名叫归根。坚持归根而不离弃,名叫定静。做到归根和定静之后,其心便泰然自若,内无所想,外则不作不为。这样便无污垢与洁净之分,毁谤与赞誉不会产生;没有聪明与愚蠢之分,没有利害关系侵犯人体,诚实地坚守中正不偏,恳切地按常规行事,与四时的生长及消退相适应，这就是上等聪明才智的体现。这心就好比眼睛，有细微的灰尘进入眼中，眼睛常感到不安宁；有小事记挂在心，心中常感到不稳定；不安宁不稳定，其病害最深。心中念头宜随起随即抑制，务必使之安定不动，调和到纯熟地步，自然可得到安闲自在。无论昼夜，凡行住坐卧，或应接各种事物，都要着意安定内心。内心若得安定，即应加以安养，不要使之产生烦恼。稍能得到安逸，渐渐地予以顺从亲近，唯独不断增加清远之念，这就是收心的方法。

〖名著选录〗

简事者，即凡事不宜求过之谓也。如食中珍馐，衣中绫罗，身中名位，财中金玉，此皆分外玩好，足以乱我心神者，宜远避之，简事之旨，如是而已。一寐一餐，损益寄之；一言一动，祸福随之。能先见者，始能防微杜渐，而消之于无形。然事有不可废，物有不可弃者，亦虚怀受之，勿以妨心生烦躁，自病其心。最难除者，莫过于色欲。当知色由想生，想若不生，终无色事。色即是空，想即是幻，心一冰冷，何事不除？

有真见者，早已看破，不受其害。故曰观真者，达人之先觉者也。

夫定者，出俗之极地，致道之初基，习静之成功，持安之事毕，形如槁木，心如死灰，无心于定，而心无不定。故称之曰泰定。心乃载道之器，静极则道居，而慧自生。慧生于本性之固有，非从今有，故曰天光。因心乱而昏，心静而明，慧既明矣，勿以多智而伤定。生慧非难，生慧而不用者难。自古忘形者多，忘名者寡。慧而不用，是忘名也。庄子曰：以恬养智，智生而不用其智，谓之以智养恬。恬智双养，和理自出其本性。恬智则定慧也，和理则道德也，智不用而安其恬，而道成德备矣。知此十道，则长生之诀尽其秘，则陆地神仙不难致也。(完)

﹛帮您解读﹜

所谓简事，是说大凡办事不可过度。如食物中的珍馐美味，衣衫中的绫罗绸缎，一身所担负的名声地位,财产中的金玉,这些都是身外的玩好之物,都会扰乱我的心神,应当远远地避开它们。简事的要旨,不过如此而已。一晚睡眠和每餐饮食,都会带来损伤或补益;一句话或一个行动,祸或福就会随之而来。能有先见之明的人,才会采取防微杜渐的措施,让损伤或祸害在没有形成之前就被消除。然而事情有不可废除的,物件有不可抛弃的,也只能虚坦地接受,不要因违背心愿而产生烦躁情绪,乃至使心受病。最难消除的,没有什么可超过色欲的。该知道色欲是想出来的,倘若根本不想它,终究不会有色欲之事。色是空的,想是虚幻的,心中一旦冰冷下来,有什么事情不能消除呢?

有真知灼见的人,早已看破这一点,因而不会受其害。所谓观真,就是指通达事理而有先见之明的人所具有的高明见解。

所谓定,是指超出俗人境界,打下养生之道的初步基础;练习静止获得成功,保持安宁之事完毕,形体像枯槁之木,心中寂静如同死灰,并无求定的心思,而心中无不安定,所以叫做泰定。心乃运载养生之道的器皿,安静到了极点就成为道之所居,而智慧自然会产生。智慧的生成乃本性之所固有,并非从现在开始才有的,所以叫做天光。因为心中混乱则昏暗,心中安定则聪明。既已智慧聪明了,不要追求多智而伤害安定。产生智慧并不难,难的是有了智慧而不用。自古忘记形体的人比较多,忘记名声的比较少。有了智慧而不用,是忘记名声了。庄子说:用恬淡来养智慧,智慧生成后却不用其智慧,叫做用智慧来养恬淡。恬淡与智慧双双得到养护,和顺的道理很自然地出于其本性。以恬养智就会安定智慧,和顺的道理就是道德标准。有智慧不用而安于恬淡,养生之道即可成功而道德也就完备了。知道这十个方法,长生的秘诀即尽在其中,那么延年益寿的陆地神仙境界也就不难到达了。

{专家点评}

这是《长生不老秘诀》第一编的首篇,也是全书的首篇。所谓"长生总诀",实为李青云所论养生之道的总纲领。他明确提出，长生之术有十个要点：这就是打坐、降心、炼性、超界、敬信、断缘、收心、简事、真观、泰定等十种修炼方法。

所谓"打坐"，不单是指静坐，而且包括行住坐卧与起居劳逸在内，均应力求做到心似泰山，不动不摇，六根不出(佛家称眼、耳、鼻、舌、身、意对外界所做出的各种反应)，七情不入，无遇不安，不为外物所扰。"降心"即沉下心来，绝不浮想，做到高度入静，丝毫欲念不生。所谓"炼性"，即修炼性情，遇事不急不躁，不疾不徐，紧慢适中，安闲自适。"超界"即超出尘俗境界，主要指超出欲界与色界，不为物欲和美色所动，可使烦恼不生，病魔远避。所谓"敬信"，是说对人处事要敬重，要讲诚信，恭谨诚恳而无欺诈，永远立于不败之地。"断缘"即断绝一切尘世之缘，无荣辱得失之心，更不追逐名利，则心中安然自在。"收心"即收敛心思，不为外物或嗜欲所诱惑，不受任何干扰，全神贯注于养生。凡事要获得成功，均必须学会收心，非但养生，治学亦是如此。所以孟子说:"学问之道无他,求其放心而已矣(把放散的心思收敛起来就可以了)。"所谓"简事",即凡事不可过于苛求,不宜繁杂,不要追求过多的欲望,特别是色欲,应当随时抑制,自然事少而心不烦。"真观"即冷静地观察世事,不为外物和嗜欲所蒙蔽,以便求真务实,趋利避害。"泰定"即安泰稳定,忘掉一切名利,真正处于恬淡、镇定、宁静的境界,才算合乎"长生之诀"。

以上十点,可说包括了身心修养的方方面面,值得潜心研读领悟,至今仍然具有较高的参考价值。即使只在某几个方面得到启示,也必定有利于身心健康和延年益寿。

(二)养生篇

{名著选录}

青云老人曰:予年二百五十,而动作不衰,人其以我为神仙乎?夫人寿之短长,元气之所禀也,元气有厚薄。善养生者,虽其禀薄,善保而护持之,亦可以延年;不善养生者,虽禀气厚,滥用而戕贼之,亦足以促寿。如烛有长短，使其刻画相同，则久暂了然。若置长烛于风中，则其烬也自速；护短烛于笼内，则其灭也必迟。养生之道，亦如是也。

然上古之人，百岁不为奇，寿长而动作不曾稍衰。今之人则不然，未及半百，而龙钟衰老矣。岂时势不同，天地浑然之气有厚薄使然耶？非也，养生之道不同也。古之人，法于阴阳，调于术数，饮食有节，起居有常，不妄作劳，故能形神相俱，泰然陶然，百岁以上，不以为长寿者，职此故也。今之世，事物繁于古，机械甚于前，其人以酒为浆，以妄为常，醉以入房，以欲竭其精，以耗散其真，不知持满，不时御神，逆于

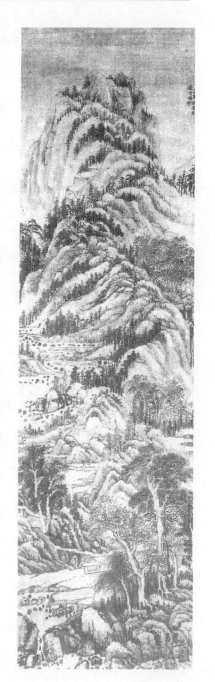

生乐,务快其心,如此而欲其度半百而不龙钟衰老,其可得乎?

故山野之人,恒较城市之人为长寿。盖山野之人,作息有时,起居有常,无名利之萦其心,无机械之乱其神,浑然天真,如葛天氏之民,故可以延年也。若城市之人,饮食无节,起居无时,机械生于内,名利扰其外,而狗马声色之事乱其神,富贵荣辱之念萦其心,心无片刻宁,神无片刻安,胶扰不休,故足以促寿也。(未完)

〖帮您解读〗

李青云老人说:我年纪二百五十岁,而行动做事不衰弱,人们大概把我当作神仙看待了吧?人的寿命长短,要看他先天禀受的元气来决定,元气有厚薄之分。善于养生的人,虽然禀气较薄,只要善于养护和保持,也可以延长年寿;不善于养生的人,即使禀气较厚,若滥用体力和心力而损坏身体,也可能使人短命。例如蜡烛有长短之分,假使刻画的距离相同,燃烧时间的长久与短暂就有明显区别。假若将长蜡烛燃放在风中,就会很快燃烧完毕;将短蜡烛燃放在灯笼内加以保护,其燃烧完毕的时间必定推迟。所谓养生之道,也同样是这个道理。

然而上古时代的人,活到一百岁不为稀奇,年寿虽高而行动做事不曾稍稍显得衰老。当今的人却不是这样,尚未到五十岁,就显得老态龙钟而很衰弱了。难道是因为时代不同,而天地之间气的厚薄有了变化所致吗?不是的,是因为养生之道不同的缘故。古代的人,能效法阴阳变化的规律,调整养生之术,饮食有节制,起居有常规,不胡乱劳动做事,所以形体与精神相统一,安泰快乐地生活,活到百岁以上,并不认为这就算长寿,就是因为坚守此一原则之故。当今之世,事情比古代繁多,机巧之心超过前代,其人把酒当作水浆,把胡乱作为当作正常,醉酒之后放纵房事,用色欲来竭耗阴精,以此耗散人体真气,不知保持精力饱满,不时使用神气,违背养生的快乐,只图一时心中痛快,像这样对待养生,要想求得五十岁不衰老,又哪有可能呢?

所以住在山村里的人,往往比居于城市的人要长寿。因为住在山村里的人,作息有定时,起居有常规,没有名利的追求牵挂在心头,没有机巧之心来扰乱人的精神,完全是天然本性,有如葛天氏之民(葛天氏为传说中的远古部落,其民生活自由自在),所以能够延长年寿。如果是城市居民,饮食没有节制,起居不定时,机巧之心生于内,名利之诱惑在外扰乱,而犬马声色之玩好与嗜欲打乱其精神,富贵荣辱等念头记挂在心,心中没有片刻时间的宁静,精神没有片刻时间的安定,持续地扰乱不停,所以会缩短人的寿命。

﹛名著选录﹜

陆清献公尝曰:足柴足米,无忧无虑,早完官粮,不惊不辱,不欠人债而起利,不入典当之门庭,只消清茶淡饭,便可益寿延年。此真养生之妙诀,益寿之良箴也。得此可以长生,不必采灵药,炼金丹也。

老子之言曰:毋劳女形,毋摇女精,毋使女思虑营营。寡思虑以养神，寡嗜欲以养精，寡言语以养气。此中妙旨，庸人忽之。

昔人有论致寿之道者，谓不外慈、俭、和、静四字而已。盖人心能慈，即不害物，即不损人。慈祥之气，养其天和也。老子以俭为宝，所谓俭者，非止财用，俭于饮食则养脾胃，俭于嗜欲则聚精神，俭于言语则养气息。复俭于交游，则洁身寡过；俭于酒色，则清心寡欲；俭于思虑，则蠲除烦恼。凡事省得一分，即受一分之益。和者，致祥之道。君臣和则国家兴盛，父子和则家宅安乐，兄弟和则手足提携，夫妇和则闺房静好，朋友和则互相维护。故《易》曰：和气致祥，乖气致戾。所谓静者，身不可过劳，心不可轻动也。苏老泉所谓"泰山崩于前而色不变，麋鹿兴于左而目不瞬"，此静之至也。《道德经》五千言，其要旨亦不外乎此。此善养生者，所以必以慈、俭、和、静四字为根本也。

眠、食之事，于此亦大有出入。食不得过饱，过饱则肠胃必伤；眠不得过久，过久则精气耗散。予生二百余年,从未食过量之食,与夫作长久之酣眠,盖以此也。且不仅此,凡细小之事,人最易忽,皆足以致伤。喜怒哀乐,过度则伤;谈笑食息,失时则伤;寒暖不慎,步行过疾,酒色淫乐,皆伤也。积伤致极,即可亡身。此古人之所以行不疾步,目不极视,耳不极听,坐不过久,卧不及疲;先寒而衣,先热而解,不及极饥而食,不及渴极而饮,无喜怒哀乐萦其心,无富贵荣辱之动其念也。昔人曰:饥寒痛痒,此我独觉,虽父母弗能代也;衰老病死,此我独当,虽妻子不能代也;自爱自全之道,不自留心,将谁赖哉?此语警惕,足为养生之圭臬,谓非得个中三昧者,而能语此乎?(完)

⁅帮您解读⁆

陆清献先生说:柴米充足,无忧无虑,早早交完田粮赋税,不惊恐也不受污辱,不欠人家的债务及利息,不到当铺去典当器物,只需每天吃上清茶淡饭,便能做到延年益寿。这真是养生最巧妙的要诀,是增加寿命的良好箴言啊。照此去做就可以长生,不必去采集任何灵药,也不必去炼制什么金丹。

老子有话说:不要劳累你的形体,不要摇动你的阴精,不要使你思想上有多种多样的营求。应减少思虑以养精神,减少嗜欲以养阴精,减少言语以养中气。这其中的奥妙和旨趣,庸俗之人往往会忽视它。

前人对取得长寿的方法多有论述,说其要诀不外乎慈、俭、和、静四字罢了。大概人心能够慈爱,就不会残害万物,就不会去损伤别人。有了慈祥之气,即可保养其天和(保持天然的最佳状态)。老子把"俭"当作最宝贵的东西,所谓俭,不只是要节制钱财的花费和运用。大凡饮食讲节俭,就能养护脾胃;嗜欲方面讲节俭,即可聚敛精神;言语方面讲节俭,则能调养中气。再加上在朋友交往方面讲究节俭,就可使自身高洁而减少过错;在酒色方面讲节俭,便可做到清心寡欲;在思虑方面讲节俭,即可免除许多烦恼。大凡事情能简省一分,即可受到一分的益处。"和"是导致吉祥的途径。君臣和谐,国家就会兴盛;父子和谐,家庭就能安乐;兄弟和谐,将会充满手足之情而能互相帮助;夫妻和谐,会使闺房之内呈现一片安静美好;朋友和谐,则互相扶助照顾。所以《易经》说:"和气致祥(和气导致祥瑞),乖气致戾(邪气导致灾害)。"所谓静,是说身体不可过于劳累,内心不可轻易激动。宋代苏老泉(苏洵)曾说:"泰山崩于前而脸色没有变化,麋鹿从左边跳跑过去连眼睛也不眨。"这就是静的最高境界。《道德经》(即《老子》)大约五千字,其主要宗旨也就在于此。所以必须把慈、俭、和、静四个字当作养生的根本原则来看待。

睡眠与饮食之事,对此各人的态度大有不同。吃饭不要过饱,过饱必定会使肠胃受到损伤;睡眠不能过久,过久就会耗散精气。我活了二百多年,从来没有吃过过量的饮食,也没有作过长久的酣睡,原因也就在这里。况且不仅如此,凡属细小的事情,人们最易忽视,都足以招致损伤。喜怒哀乐,过度就会造成伤害;谈笑与饮食休息,不按时安排就会造成损伤;寒暖变化不慎重对待,走路过于快速,沉溺于酒色淫乐,都会造成伤害。损伤积累到了极点,便可能使人丧命。这就是古人之所以走路不过于快行,眼睛不作极度视看,耳朵不极度听闻,静坐不过久,睡卧不可到极度疲困;先于寒冷到来时加衣,先于发热出汗时解开衣服,不等到极度饥饿时才进食,不等到极度口渴时才饮水,没有喜怒哀乐等情绪萦绕在心头,没有富贵荣辱等念头来打扰的缘故。前人说:饥寒痛痒,这是我独自的感受,即使是父母亲也无法代替;衰老病死,这要由我独自来担当,即使是妻子儿女也不可能代替;自我爱护和自我保全的方法,不自己留心去实行,又将依靠谁呢?这些话很值得领悟和警惕,足以成为指导养生保健的准则,表明不是精心研究掌握颐养妙诀的人,又怎么能够说出这些精粹的话来呢?

{专家点评}

这是一篇养生专论,一开头就说:"予年二百五十,而动作不衰,人其以我为神仙乎?"颇带有几分神秘色彩。李青云说自己的年龄已高达二百五十岁，显然很难令人置信，不免有夸大其词的一面。但他毕竟是一位远超百岁的高龄老人，而且对摄生颐养确有不少真知灼见，这些无疑在本篇中已得到了充分的反映。

古人最喜欢拿蜡烛来做比喻，李青云也不例外。本来蜡烛的长短与燃烧的时间是成正比例的，然而若将长蜡烛放在风中，将短蜡烛燃放在灯笼内加以保护，其燃烧时间的长短就会颠倒过来。所以李青云说："养生之道，亦如是也。"一些中青年人本来是身体强壮的"长蜡烛"，但有的由于饮食无节，起居无常，有的由于烟酒无度，放纵房事，有的由于过度加班劳累，根本不注意休息等，结果导致英年早逝的事例时有发生，成了过早燃烧完毕的风中之烛。也有的人本属"短蜡烛"之列，由于十分注重保养，结果却成了高寿之人。下面特举一个实例：

在广西壮族自治区的荔浦县，有一位百岁老人名叫赖明才。他出身贫苦，三岁丧母，由继母抚养大。到了 20 岁时，被国民党征去当兵，在一次战斗中炸聋了耳朵，从此便生活在无声世界中。但他从不悲观丧气，毕生热爱劳动，为人乐观，对人总是和颜悦色，充满微笑，对家人从来没有发过脾气或埋怨过。他经常教育子女说："苦不可怕，关键是怎样去面对。"论身体和生活条件，赖明才本属"短蜡烛"之列，但由于他注重身心保养，便变成了"长蜡烛"。现今他已年满 101 岁，活得有滋有味，今后定能继续攀登年寿高峰。

本篇又将城乡两种生活方式加以对比。说山野之人，作息有时，起居有常，无名利荣辱之萦于心，无机巧之心乱其神，浑然天真，故能长寿。城市之人则不然，饮食无节，起居无时，机巧之心生于内，名利扰其外，心无片刻宁，神无片刻安。因而促寿短命。此类论述，至今仍很值得人们深思。

篇中特别指出，要想长寿，就必须遵循前人所提倡的慈、俭、和、静四字原则。所谓慈，是说要有爱心，绝对不做损害他人之事；所谓俭，不但钱财和生活要节俭,而且对饮食、嗜欲及其他一切都要有所节制,只能适度,不可太过;所谓和,即养其天和,一切都要和谐与和顺,应当妥善地处理好一切人际关系;所谓静,即安静泰然,动静得宜,劳逸适度,平衡稳定,切勿惊扰。在此特别举一个反面事例,竟然由一件小事引发人命大案,人们应当从中得到深刻的教训。现将2013年6月23日《法制日报》的一则报道抄录如下:

黑龙江省哈尔滨市一徐姓女乘客,坚持要从公交车的上客门下车,遭到公交司机罗新刚的拒绝,两人为此发生争吵。事情并未就此了结。5月12日,女乘客"上门报仇",迎面打了罗新刚一巴掌。岂料20分钟后,这名司机口吐白沫昏厥,送到医院后经抢救无效死亡。徐某被公安机关刑事拘留18天后,5月30日,公安机关有了尸检结果:罗新刚在生前患有脑动脉节段性硬化等疾病的情况下,由于左面部受钝性外力、与人争吵等因素,诱发脑干右丘脑实质内出血导致中枢功能障碍死亡。6月17

日,哈尔滨市道里区人民检察院以涉嫌过失致人死亡罪,批准逮捕徐某。

公交车一般都规定前门上车,后门下车,以便保证乘客能有秩序地上下车。徐某非但不遵守这一规定,反而无理取闹,就因争吵生恨而发展到报仇殴打司机,竟然酿成命案。徐某被拘捕后,不但要判刑坐牢,而且还要对死者进行巨额经济赔偿,相信徐某一辈子都会对此事后悔不迭。倘若徐某能按照慈、俭、和、静的原则处世和对人,遇事讲究慈爱之心, 讲究冷静而又和谐地处理好一切人际关系,又哪里会酿成致死人命的惨案呢?

(三)治心篇

{名著选录}

或问于青云老人曰:喜怒哀乐之情,富贵荣辱之念,皆发于心。养生之道,即须忘却一切,是心宜先治也。然则治心之道如何?青云老人笑应曰:子言大哉! 得养生之微旨矣。治心岂别有道哉? 戒妄想而已。

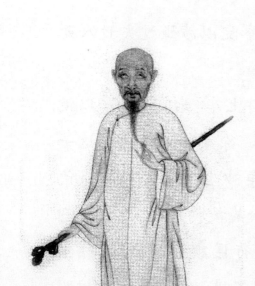

佛氏曰：人有幻心觉心。所谓幻心者，即杂念起灭无定，心不宁，神不定也。若能照见此心，立挥慧剑，斩断此念头，使其心澄如秋潭，澈如古井，一念不兴，一念不灭，此即觉心。人能有觉心，则其心不治而治矣。然世之人，庸庸扰扰，恒不能灭其幻心而登大觉。故上寿不过百岁，而夭折者之竟如蜉蝣生天地间也，此为可叹！

幻心即妄想。妄想有三：其追忆前此之富贵荣辱，声色狗马之欢，扰扰于心，以有余味者，此为过去之妄想；凡事当前，而生欣羡好恶之心，踌躇不决者，此为现在之妄想；期望日后之富贵荣华，或子孙之登庸峻发，及一切现在未有之欢乐者，此为未来之妄想。此三种妄想，忽起忽落，忽生忽灭，盘旋于灵台方寸之间，时刻不去，其心虽欲宁，神虽欲定，安可得乎？必也远思虑，绝情欲，忘荣辱，了恩仇，使其妄想除，幻心灭，灵台方寸间，涌出觉心空明朗澈，如佛前玻璃之灯，天上光明之月，一尘不侵，斯则得矣。

人之心也，本甚宁定，特芸芸者之自扰之而自病之耳。自扰则生妄想。妄想者，即心之病也。货殖之所在，利之所在也，争夺之端开；功名之所在，禄之所寄也，趋附之习生；好恶之心，恩仇之先机也，争杀之衅启。患难则避之，安乐则趋之，未遂患其得，既得患其失，哀乐攻其外，荣辱系其中，于是乎而妄想生，妄想生而其心病矣。治心之道，宜摒除一切杂念。荣辱得丧之事，不足扰其神；生死疾病之事，不足萦其心。使浩然净元之气充其中，清明朗澈之境现于外。此儒家所谓欲修其身，先正其心；佛家所谓无人相，无我相，无一切正生相；道家所谓长清长静也。

人之处世也，初不能止其心之不动，妄念之不生;心既动矣,妄念既生矣,贵在能自觉。不能自觉者,即庸奴也,其能不以是累心促寿者鲜矣。圣人曰:人孰无过?又曰:过则勿惮改。夫妄念犹过也,觉者改也。妄念能自觉,即谓未能起念亦何不可?故释氏曰:不患念起,唯患觉迟。能觉则心泰,不求寿而其寿自永矣。至于世人之所谓却病延龄之法,则不外薄滋味,节淫欲,寡言语,戒嗔怒,保形炼气。兹数者,特治表之法,非治内之术也。病若在心,非此所能为功,而使之觉悟者也。吾徒之欲治心者,当于空明朗澈处着手,庶有得乎!(完)

帮您解读

有人询问李青云老人说:喜怒哀乐等情志,富贵荣辱等观念,都是从心中产生出来的。谈到养生之道,既然必须忘却一切,因此首先应当治疗心病。然而治疗心病的方法是怎样的呢?青云老人笑着回答说:你提的问题很大啊!可说是懂得养生的要旨了。治心难道还有什么别的方法吗?只有戒除妄想这一条罢了。

佛家说：人有幻心和觉心。所以称为幻心，是说杂乱的念想起灭不定，心神不安宁不稳定。若能弄清楚幻心的现状，立即挥起智慧的宝剑，斩断这些念头，使其心清澈得像秋天的潭水，又像清澈的古井，一个念头也不产生，一个念头也不破灭，这就叫作觉心。一个人只要有了觉心，那么其心就不必治也等于治过了。然而世上的人们，总是自我扰乱，常常不能消除幻心而登上大觉大悟的境界。所以上寿不能超过百岁，而夭折早死的人竟然像蜉蝣一般短暂地生活在世上，这是很可悲叹的啊！

幻心就是妄想。妄想包括三个方面：有的人追忆以往的富贵荣辱，以及戏玩声色犬马的欢乐，不断在心上打扰，觉得很有余味，这是过去时的妄想；有的面临眼前的事，而产生欣喜羡慕或好恶之心，犹豫不决，这是现在时的妄想；有的期望将来能够荣华富贵，或者子孙能够荣升提拔大有发展前途，以及获得现今从未有过的欢乐，这是未来时的妄想。这三种妄想的出现，忽然兴起或没落，忽然产生或者消灭,老是盘桓在心灵中,时刻不能除去,其内心虽然想要安宁,精神想要稳定,又哪有可能呢?必须远离思虑,断绝情欲,忘记荣辱,了结恩仇,使其妄想消除,幻心泯灭,让心所居的方寸之地,涌现出觉悟之心在虚空中通彻透明。像佛庙中的玻璃灯,天上皎洁的明月,一尘也不侵入,这样才算得到了解决。

人的心灵,本来安宁稳定,只因众多事务打扰而使自己得病了。自我打扰就会产生妄想。所谓妄想,就是心生病了。经商的场所,是财利之所在,互相争夺从此处开始;功名荣誉的场所,是官位俸禄所寄托之处,竞相趋附的习俗由此产生;爱好与厌恶之心,是计较恩仇的先兆动机,互相争夺杀戮的裂缝从这里开始。有患难就躲避,有安乐则竞相趋附,事情未办成害怕得不到,事情已办成又害怕会失去,哀乐在外面进攻,荣辱记挂在心中,在这种情况下妄想就产生了,妄想一旦产生而心也就病了。治心病的方法,应当摒除一切乱想和杂念。荣辱得失之事,不能扰乱其精神;生死疾病的事,不足以记挂在心。使体内充满豪放而又纯净的浩然元气,通明透亮地显现在外表。这就是儒家所说的要想搞好修身,先要使心纯正;佛家所说的无人相,无我相,无一切正生相(言其心中一切皆空),道家所说的长清长静等,就是这个意思。

一个人生活在世上,开始不可能制止其心而使之不动,也不可能使妄念不产生;心已经动了,妄念已经产生了,贵在能够自觉。如果不能自觉,就会成为妄念的奴隶,要想不因此而缩短寿命的人实在太少了。圣人说过,哪个人没有过错?又说,有过错就不要怕改正。妄想的念头就好比是过错,觉悟就是改正。妄想的念头只要自己能觉悟到,就说没有产生过妄念又有什么不可以的呢?所以佛家说:不怕妄念兴起,就怕觉悟太迟。能够觉悟心就能安泰,不必求长寿而寿命自然可以延长了。至于世上的人所说却病延年的方法,总不外乎淡薄滋味,节制性欲,减少言语,禁戒嗔怒,保全形体和修炼元气。这几条,都是治外表的方法,并非治内之术。病如果在心上,不是这些办法所能收到功效的,也不能使人觉悟。我的学生们要想治心,应当从使心空明朗澈之处着手,这才能有所收获啊!

﹛专家点评﹜

本篇专论治心,力劝人们要尽可能地保持一种良好的心态,也就是安泰宁静的心态。认为治心的要害,在于戒除一切妄想。指出妄想的来源有三个方面:一是对以往富贵荣辱恩仇的回忆,二是对现在的事患得患失,三是对未来的事抱过高的期望,又怕达不到目标。这些都会给人带来无穷无尽的烦恼。"妄想生而其心病矣",所以要治心。该怎样治呢?"治心之道,宜摒除一切杂念。荣辱得丧之事,不足扰其神;生死疾病之事,不足萦其心。"又说:"妄念既生矣,贵在能自觉。"所谓自觉,是指自我觉醒和自我觉悟之意,只有自我觉悟过来,才有可能消除妄想和烦恼。还引述佛家的话说:"不患念起,唯患觉迟,能觉则心泰,不求寿而其寿自永矣。"诸如此类的论述，至今仍然很有启发教育意义。

在此特别要指出，每年高考是最易产生未来妄想的时期，非常值得人们注意。大家知道，每年6月7日、8日为全国高校招生统考日期，许多考生和家长，均对此次考试的期望值极高，总是缺乏两手准备。一旦考试失利，考生就会深感沮丧，个别的考生甚至会走上不归之路。据媒体报道，2013年6月下旬高考成绩公布后，就一连发生过好几起考生自杀的事例。某地一位女生，当得知自己高考总分仅为200多分时，便感到"无面见江东"，因而跳河自尽。后来其母十分悲痛而自责地对人说："我不该老是说她不如邻居的孩子，不该老是给她增加压力，这是一个惨痛的教训啊！"对高考期望值太高，亦属未来妄想型之列，此种妄想不除，同样是有百害而无一利的。其实高考落榜也很正常，绝非陷入了人生的穷途末路；高考落榜生照样能够创造人生辉煌，照样会有十分骄人的美好前程。倘若不相信，就请细看下面列举的几个实例吧！

2013 年 7 月 15 日,某报以"高考落榜生一样能成才"为题刊登一文,文中指出:对于很多考生来说,高考失意很可能意味着个人梦想的破灭。其实高考只是争取大学入场券的一场考试,绝不是一赛定终生的人生"决赛"。一时的失利,并不意味着以后就会在职场和其他人生的考场上失利。胜出固然高兴,落榜也不要自暴自弃,不妨坦然面对,落榜后一样可成就自己的梦想。该报说得很对,很值得广大考生和家长记取。下面就是两个高考落榜生成才的实例。

其一:台湾著名导演李安曾是两次高考的落榜生。头一次以总分 6 分之差落榜,第二次则仅以一分之差落榜。他回忆说:"两次落榜在我们家有如世界末日,我根本没有想到会发生在我身上。"后来他通过努力考上了艺专影剧班,又通过刻苦学习圆了他从小想当导演的梦。由于李安在电影界取得了骄人的成绩,现今已经获得了两次奥斯卡最佳导演奖。这意味着他在欧洲艺术圈子或者好莱坞圈子,均已享有令人尊敬的地位。

其二:某某是1998年的高考落榜生,他应聘到北京一家汽车销售公司当前台接线员。后来他决心学习搞汽车销售,便广泛了解市场管理、市场营销的信息与业务知识,又阅读有关汽车的书籍,逐渐将自己变成了专业内行。他还广交朋友,不断请教,主动联系客户,注重搞好售后服务,终于赢得了广大顾客的青睐。2001年他在5个月内销售汽车476辆,创造了公司销售的奇迹,2003年1月,他被公司任命为销售总监,年薪高达60万元。公司每年都从大学毕业生中招聘职员,现今在某某手下打工的大专以上学历者就有600多人。某某就是一位高考落榜生成才的典型。

在此要奉劝广大高考生和家长一句,希望你们能认真读读李青云的此一《治心篇》,对高考的期望值不要太高,要泰然处之。高考成绩优良,固然值得高兴;即使成绩较差或很差,也没有什么了不起的,天塌不下来,落榜生照样能成才,同样有十分美好的前途。只要根据自己的特长重新确定奋斗目标，及早端正心态和不断主观努力，就一定能够办得到。

（四）净明篇

{名著选录}

所谓净明者，净性明志而已。三教圣人，于此二字，皆以为世人立身之本，曾反复详论之矣。尤属道家以净明忠孝立教，良以人能净性明志，则其心已空明朗澈，一念不生，一念不灭矣。能忠能孝，则其气正，其神清矣。樵阳子曰：或问古今之法门多矣，何以此教独名净明忠孝？先生曰：别无他说。净明只是正心诚意，忠孝只是扶植纲常。但世人习闻此语，多忽略过去，此间却务真践实履。大忠者，一物不欺；大孝者，一体皆爱。何谓净？不染物；何谓明？不触物。不染不触，忠孝自得。又曰：忠者，忠于君也，心君为万物之主宰。一念欺心，即不忠也。人子事其亲，自谓能竭其力者，未也。须是一念之孝，能致父母心中即可，则天心亦即可矣。如此方可谓之孝道格天。

人之性本自光明,上与天通,但习染薰习,纵忿恣欲,曲昧道理,便不得为人之道。则何以配天地而曰三才?所谓忿者,不只是恚怒嗔恨,但涉嫉妒小狭,偏浅不能容物,以察察为明,一些子放不过之类,总属忿也。若能深惩痛戒,开广襟量,则嗔火自然不上炎。所谓欲者,不但是淫邪色欲,但涉溺爱眷恋,滞着事物之间,如心贪一物,绸缪意根,不肯放舍,总属欲也。若能窒塞其源,惺惺做人,则欲水自然不下流。(未完)

{帮您解读}

净明的意思,是说净性明志罢了。儒、释(佛)、道三教的圣人,对于这两个字,都说是世上人们立身处世的根本,曾经反复详细地论证过的。尤其是道家用净明忠孝的原则立教,人若真能做到净性明志,内心就会虚空明朗清澈,一个念头不会产生,一个念头也不会消灭了。能够做到忠孝二字,心气就会纯正,精神也就清明了。樵阳子说:有人问,古今的法术门道很多,为什么道教唯独要宣扬净明忠孝呢?李青云先生回答说:别无其他说法。净明二字只要求正心诚意,忠孝二字要求扶植纲纪伦常。但世人听到这话,大多会忽略过去,在此必须真正加以实践和履行。大忠之人,要做到一物也不欺假;大孝之人,要做到一切都爱。什么叫净? 不被杂物污染;什么叫明?不被杂物接触。不污染与不接触,自然可以达到忠孝标准。又说,忠即忠君之意,心为君主之官而主宰万物。有一念欺假之心即不忠。儿子侍奉父母,自己说已经很尽力了,还不够。即使是一念之孝,要使父母能领悟到才可以,说是天然心态也可以。这样才叫孝道合于天性。

人的本性是光明的,上可与天相通,但被熏染成习,任意忿怒和放纵嗜欲,违背道理,便不能推行为人之道。那么人凭什么与天地相配,而称为三才之一?所谓忿的意思,不只是气愤恼怒和痛恨,只要涉及嫉妒、狭隘、偏浅而不能容纳其他人或事物,就都属愤恨之列。假若能深刻地加以反省和痛改,开

阔胸怀气量，那么怒火自然不会向上炎烧。所谓欲的意思，不单是指淫邪色欲，只要涉及溺爱、眷恋，老是想着某事某物，比如心

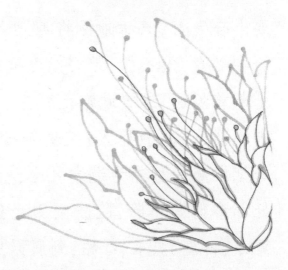

中贪图某物，心思纠结得像根柢一般，不肯放弃，这些都属于嗜欲之列。假若能堵塞其根源，聪明清醒地做人，则嗜欲之水自然也就不会往下流淌了。

{名著选录}

虽是如此，其中却要明理，明理只是不昧心天。心中有天者，理即是也。净明大教，大中至正之学也，可以通行天下后世而无弊。紧要处在不欺昧其心，不斫丧其生，谓之真忠至孝。事先奉亲，公忠正真，作世间上品好人。旦旦寻思，要仰不愧于天，俯不怍于人，内不疚于心。当事会之难，处处以明理之心处之。似庖丁解牛之妙手，处处要十分当理，步步

要上合天心。只恁地做将去,夙兴夜寐,存着忠孝一念在心者,人不知,天心知之也。要识得此教门,不是蓬首垢面,滞寂耽空之所为。所以古人道是不须求绝俗,作名教罪人;又道是欲修仙道,先修人道。每见世间一种号为道学之士,十二时中,使心用计,奸邪谬僻之不除,险陂倾侧之犹在,任是满口说出黄芽、白雪、黑汞、红铅,到底只成个妄想去。所以千万人修学,终无一二成,究竟何以云然?只是不曾先去整理心地故也。万法皆空,一诚为实。

或问:从古学道求仙,皆言修炼二字,今净明教中,于此独略何耶?答曰:吾但闻都仙真君有云,净明大教是正心修身之学,非区区世俗所谓修炼精气之说也。正心修身,是教世人整理性天心地工夫。世俗于克己工夫,多是忽略,别求修炼方术,殊不知不整心地,只要飞腾,可谓却行而求前者也……所以学道者,必先穷理尽性,以至于命。明理之士,自己心天光明洞彻,自是不昧言行,自然不犯于理。丝毫碍理之事,断断不肯为,只为心明故也。心明则知本性下落矣。既知本性,复造命源。当是时污习悉除,阴滓普消,升入无上清虚之境,极道之墟,水火风灾之所不及,方得名为超出阴阳易数生死之外。(未完)

｛帮您解读｝

虽然是这样,其中却要明白道理,明白道理只是为了不违背心中的天。心中有天的话,就是道理之所在。净明大教,是极大极为中正的学说,可以通行于天下乃至后世而没有弊病的。关键在于不使心欺诈和暗昧,不会摧残其生命,叫做真正的忠心和最好的孝道。侍奉祖先和双亲,公允忠心正直诚恳,做世界上品格最高的人。天天寻思着,要做到向上不愧于天,向下无愧于他人,内心没有一丝一毫的负疚情绪。当碰到困难的事,处处用明白道理的心态来处理。就好像庖丁宰杀牛那样的妙手,处处要十分恰当得理,步步都要做到上合天心。只是这般自然自在地做下去,早起晚睡,始终怀着忠孝的念头在心,别人不知道,上天必定知道。要知道这净明教的门道,不是头发蓬乱与脸面污垢或寂寞空想之人所造出来的。所以古代的人道是不必要求断绝风俗，来做名教的罪人；又说是想要修炼仙道，必须首先修炼好人道。我经常看到世上一些号称道学之士的人，在一天的十二个时辰之内，使尽了各种心计，奸邪谬误偏僻之心不消除，危险倾斜的状态尚在，任听你满口说出黄芽、白雪、黑汞、红铅等物来，说到底也只不过是妄想而已。所以千千万万人学道，终究没有一两个成功的。为什么会这样呢？就因为不曾首先整理好心态的缘故。万种方法都属空，只有诚恳才是实的。

有人问，从古以来学道求仙，都讲修炼二字，现今净明教中，为什么唯独对此谈得很简略呢？回答说：我只听说都仙真君有过这样的话：净明大教乃正心修身的学说，不是世俗所说的那种修炼精气的言论所能比拟的。正心修身，是教导世人整理好自己的天性和心态所应下的功夫。世俗之人对于克制自己的功夫，大多是忽略的，想另外寻求修炼的方术，却不懂得不整理好心态，只想飞快地腾升，可说是倒退着走路而要求前进那样，是根本办不到的……所以学道的人，首先必须穷尽理性，以至于整个生命。明白道理的人，自己天然心态光明透彻，从此不再有阴暗的言行，自然不会违反天理。丝毫妨碍天理的事，断然不肯去做，只因为心中很明亮之故。心中明亮就知道本性的下落了。既然知道本性，就会造就生命的源流。当此之时污秽的习气全部清除，阴暗的渣滓也普遍消失了，可升入到无比清虚的境地，达到了修道的极高境界，什么水火风等各种灾害都不会碰到，这样才算超出于阴阳变化与生老病死的影响之外了。

{名著选录}

或曰：祈祷，亦有卒无感应者何耶？曰：雨旸关系天地间生意，至诚求请，乌得不应？若平日操修涵养，不能上合天心，一旦欲求其应，不亦难乎？人事尽时，天理自见……吾初学净明大道时，不甚诵道经，亦只是将旧记儒书，在做工夫耳。如崇德尚行，每念到戒慎乎其所不睹，恐惧乎其所不闻；言悖而出者,亦悖而入;货悖而入者,亦悖而出。此等语言,发深信心,不敢须臾违背了。至于用心道妙,每到人有鸡犬放,则知求之,有放心而不知求。及夜气不足以存,则其违禽兽不远处,便自然知耻。一时感激,不啻如汤火芒刺之在身心。便思道,我若悠悠上去,不了此道,未免做先觉之罪人,直是寝食不遑安处,后来庶几有进矣。感格穹霄,得些乐处,静而思之,实由当时知耻之力也。

吾有三则古语,学者可以佩受:志节要高,毋习卑污,毋图近效;器量要大,毋局偏浅,不能容物;操履要正,毋徇己私,随邪逐物。先生曰:世间粗心学道之人,常说自己无有不是处。岂有此理?但是未尝静定思维,若将细细比较他古人成就,是争多少阶级? 所以某常说,人不能自谦,何可望其进道?

或问:净除邪念,有何法度? 先生曰:这个却在念头几微下功夫。如何是几微?譬如恶木萌蘖初生,便要和根苏却。若待他成长起来,枝叶延蔓,除之较难了。《易》曰:履霜坚冰至。言履霜之初,要防备后头有坚冰(与)阴气转盛时。所以又曰:君子见几而作,不俟终日,此教法大概。只是学为人之道,净明忠孝,人人分内有也,但要人自肯承当。入此教者,或仕宦,或隐遁,无往不可。所贵忠君孝亲,奉先淑后。至于夏葛冬裘,渴饮饥食,与世人略无少异,只方寸中用些整治功夫。非比世俗所谓修行,殊行异服,废绝人事,浸溺空无。所以此学,不至洁身乱伦,害义伤教。(完)

帮您解读

祈求与祷告,为什么有的始终没有感应呢?回答说:下雨与出太阳关系到天地间万物的生长,用最诚恳的态度来求请,怎能没有感应呢?假若平常操练修身涵养,不能做到上合于天心,一旦临时想要求其感应,不是太难了吗?只要做到尽其人事,天理自然会显现出来……我初次学习净明教的大道理时,不大阅读道家经典,也只是将以往熟记的儒家著作,用来做些操练功夫罢了。比如崇尚道德和言行,每当念及对不曾见到过的东西要谨慎,对不曾听说过的东西要有恐惧感；说出恶言的人，听入耳中的也只会是恶言；从不正当的渠道所进入的货财，也只能从不正当的门道出去。这类论述，很能发人深省和提升人的信誉，不敢有片刻时间的违背。至于用心钻研道学妙理，每次想到人们将鸡狗放出门后又要收回来，而心思放散之后却不求其收回来，到了夜晚正气仍不能保存，那么离禽兽也就不远了，便应自我感觉到羞耻。一时之间很有感慨，不仅像汤火芒刺一般地刺激着自己的身心。便会想到，我如果随随便便，不真了解道学，就将成为精研道学一类先觉者的罪人，直接感到寝食都很不安，然后才有可能取得进步。倘能感受到穷究道学已到了高超的境界，就会得到许多快乐。冷静地思考起来，其实是当时有羞耻感所带来的力量。

我有三则古语，学习养生之道的人应当以敬佩之心予以接受：志气节操要高尚，不要学习卑下污秽的东西，不要贪图在短期内取得效果；胸怀器量要大，不要偏狭浅陋，不能容纳事物；情操与行动要端正,不要一味顺从自己的私心,随波逐流地走邪路去追求物欲。先生说:世间那些粗心大意学道的人,经常说自己没有一点错处。哪里有这样的道理?只是不曾冷静下来安定地进行思考而已,如果仔细地与古人的成就相对比,自己该评个什么等级?所以我经常说,人如果不能自己谦虚谨慎,又怎能在研究养生之道时有所长进呢?

有人问:要想清除邪念,有什么好方法呢?先生说:这个却要在念头几微(最初萌芽)时多下功夫。什么叫几微呢?譬如有害的恶木在刚开始萌芽时,便要连根一起拔除掉。如果等到他成长起来,枝叶延生蔓长,再要除掉它就很困难了。《周易》说:踩到霜就知道结成坚冰的时节很快会到来。是说在打霜之初,要防备以后会有坚冰乃至阴寒更加严重的时节会出现。所以又说:君子之人见到苗头就要做好准备,不可等待长久的时间。这就是传教方法的大致情况。只不过学习做人的道理,做到净明忠孝,是人人分内应当有的,但必须各人自己肯承担。加入这净明教的,有当官的,有隐居之士,无人不可以参加。所最宝贵的是做到忠君和孝敬父母亲,讲究侍奉祖先和慈爱后代。至于夏天穿葛(麻布)衣而冬天穿皮裘,渴时饮水,而饥时思食,与世上一般人并无多大差异。只不过要在心灵上多下一些整治功夫,并非世俗所形容的那种修行方法,似乎形体特殊而衣服怪异,废绝人伦之事,全都浸溺于空无之中。所以学习这净明之学,不会为了洁身而违背伦常,乃至危害正义与教规。

专家点评

本篇表明,李青云是一位净明教的信奉者和推行者。所谓净明教,实为将道、儒两家学说加以合流的教派。道家讲究净性明志,心无杂念,心中一尘不染。儒家讲究忠孝,要求忠君孝亲。李青云既主张心如明镜而不染不触,又主张必须做到"真忠至孝",认为两者缺一不可。李氏明确提出,凡注重养生者,应力求内心洁净纯正,公忠正直,不污不邪,立志成为"世间上品好人"。为人当做到"仰不愧于天,俯不怍于人，内不疚于心"。人非圣贤，孰能无过？一个人不可能没有错误，关键在于及时发现错误和勇于改正错误。养生者必须谦虚谨慎，因为"人不能自谦，何可望其进道"？这与儒家提倡的"过则勿惮改"与"知耻而后勇"的论述也是相吻合的。李青云还引用古训来教育学徒，他说："吾有三则古语，学者可以佩受：志节要高，毋习卑污，毋图近效；器量要大，毋局偏浅，不能容物；操履要正，毋徇己私，随邪逐物。"诸如此类的论述，都是极好的人生格言，无论对做人处世或搞好摄生颐养来说，全都具有积极的指导意义，可以当作座右铭来看待。至于本篇开头有关祈祷上天的论述，则是不可信的。

(五)呼吸篇

⸂名著选录⸃

夫天地之气，周于一年；人身之气，周于一日。人身之阳气，以子中自左足而上循左股、左胁、左肩、左脑，横过右脑、右肩、右臂、右胁、右足，则又子中矣。人身之阴气，以午中自右手心通右臂、右肩，横过左肩、左臂、左胁、左足、外肾、右足、右胁,则又午中矣。二气之行,昼夜不息,是即一日为一周也。天地之气,以一岁为一呼吸;人身之气,以一出一入为一呼吸。一呼一吸,则为一息。天地之悠久,人类之寿夭,皆赖此一息;而权造化,改天命,夺神工,亦莫不赖此一息。故此一息者,实操阴阳生灭之权,万物存亡之柄者也。

故道家以胎息为入道之基,而欲长生延龄者,以呼吸引年之诀也。胎息本为养气习静之功,须喜怒不干,使心不乱;杂虑不留,使志不分。面东端坐,厚铺毡褥,使体不倦;解带宽衣,使气不促;谨闭六门,使神不散。端坐良久,神气清定,一念观中,万物俱寂,移神于气穴之内。不一念别移,不必用意注想,只要神息相依,勿令一息外驰。而吸气时,心即随之而到气穴气海;呼时心即随之到灵台,绵绵不绝,若存若亡。目不离观,观无所观;神不离照,照无所照。坐到澄澄湛湛,物我两忘。元神真气,凝入黄庭,内不出,外不入,如在胎中,神息相交,则呼吸不调自匀矣。

只是不可间断，则黄庭热气，自然涌沸。于是缩头耸肩，蹲身如猴，踵十二息，微缩小腹，紧闭谷道，以意引此热气至尾闾。又踵十二息，至夹脊双关。又踵十二息，觉夹脊中微痒微热，直至玉枕。其关最实，其窍最小，用目上视泥丸，仰首昂鼻，将目九开九闭，存气注满泥丸。既通泥丸，低头踵二十四息，更闭目下视，使泥丸之气，转过明堂，下山根，逼动承浆，舌舐上颚，引气过鹊桥，紧闭鼻息，虚咽气下重楼，过绛宫，以意引下其气，归于黄庭。后上前下，始为一转，谓之小周天。如此运行六次，行乾之策二百一十有六，乃阳升也；行坤之策，一百四十有四，乃阴降也。阳升阴降，共合一周天三百六十五度之数。

每日子后午前，按时行功，遇身中一阳发动，即吾身活子时也。不拘正时子午，即于阳动之际，踵息引气过尾闾，照前升降工夫，行一周天。每日如此，身中一阳动，渐渐时时发生，即行一小周天。不拘子午,不拘次数。有从左右涌泉穴,运上尾闾,行一周天;又从右足涌泉穴行一周天。两足双行一次毕,仍静坐黄庭,谓之大周天,一日行一次可也。

总之,阳动则运转辘轳,勿迟勿疾;不动则伏气胎息,勿助勿忘。此又胎息之真诀矣。但踵息不宜吸冷气入腹。若云抑息,息闭则气壅而血必滞,反生疾病。即曰调息,亦摄心之法,炼气使纯,必以神息相依为准耳。至若闭关,则先贤云:人身血气本通流,营卫循环百刻周;若是闭门学行气,正如头上又安头。况顺而成人,亦未闻彼家闭关始孕者也。须知伏气黄庭,即胎息之法;转运一阳,则任督之功。二者即清静之诀也。

呼吸有要项六:头宜正也,目勿斜视也,胸宜常开也,下腹时时用力也,腰脊项骨宜常令直也,手足自然分布也。知此六要,始足与言呼吸。否则如盲人乘马走悬崖,鲜有不失足堕者。若已知其法,不得真师之指点,亦是徒然。故学道之士,必觅真师,而后入手修道。习延龄之术,亦何独不然?我故曰:真诀

易得不易悟,真师虽有不易得。若并得真师真诀,神仙不难致也。(完)

〖帮您解读〗

天地之气的运行,以一年为一个周期;人身之气的运行,以一天为一个周期。人身的阳气,从子时开始从左足而上循行至左大腿、左胁、左肩、左脑,横过右脑、右肩、右臂、右胁、右足,就又回到子时了。人身的阴气,从午时开始从右手心通往右臂、右肩,横过左肩、左臂、左胁、左足、外肾(阴部)、右足、右胁、就又回到午时了。阴阳二气的运行,昼夜都不停息,也就是一天运行一周。天地之气,以一年当作一次呼吸;人身之气以一呼一吸当作一次呼吸。一呼一吸就叫做一息。天地历史悠久,人类寿命长短,都要依靠这一

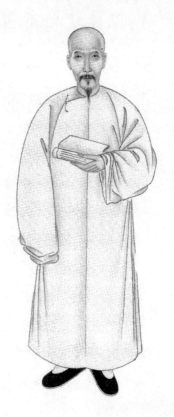

息;而天地的造化之权,改变天命,巧夺天工,也无不与此一息密切相关。所以这一呼一吸,实际上操纵着阴阳生杀的大权,是万物存亡的把柄。

因而道家将胎息作为入道的基本功,想要延年益寿的话,这呼吸就是延长寿命的要诀。胎息本是养气和练习安静的功法, 必须做到喜怒不能干扰,心中不混乱,不留杂念,使神志不分散。面向东方端坐,厚铺毡毯被褥,使身体不疲倦;宽松地解开衣带,使喘气不急促;谨闭视、听、嗅、味、触、意等六门,使精神不分散。端坐许久,神清气定,一心一意观看前方中线,万种情缘全都寂静,将精神移注于气穴(即下丹田)。不集中于一念则不移,不必用意专注地想;只要精神与气息相互依存,不要在一息之间有意念向外驰越。而在吸气之时,心随即到达气穴气海(均指下丹田);呼气时心便随即到达胸腔部位,气息微细绵绵不绝,若存若亡(似有似无)。眼睛离不开观(观即观息,此为气功术语,指观看细微的呼吸而清除杂念),观察到没有什么可观察的;精神离不开照(照为佛家术语,指心中如明镜照物而除去杂念),照明到无物可照。坐到清清澈澈,外物与我全都忘记。元神与真气,全都凝结到黄庭(黄庭为气功术语,指人体中央,即脐内空处),内不出物,外不入物,如在胞胎之中,精神与气息相交,那么呼吸不必调整而自然很均匀了。

只是此种呼吸不可间断,那么黄庭(脐内)热气,自然沸腾涌现。于是缩缩头而耸耸肩,像猴子一样蹲下身体,做踵息(指深长柔细的呼吸)十二次,微微收缩小腹,紧闭谷道(肛门),有意识地吸引热气到尾闾关(指骶椎骨的下段,肛门的后上方,此为内气运行的第一关)。又做踵息十二次,达到夹脊双关(也叫夹脊关或辘轳关,位于后背正中,此为内气运行的第二关)。又做踵息十二次,觉得夹脊中微微发痒发热,直到玉枕关(玉枕为足太阳膀胱经穴位,位于后发际正中直上2.5寸旁开1.3寸处,此为内气运行的第三关)。这玉枕关最坚实,其窍最小,用眼睛上视泥丸(即脑部泥丸宫,也叫上丹田),抬头仰鼻,将眼睛九开九闭,将所存真气注入到头部的泥丸宫(上丹田),使之充满。既已打通泥丸宫,再低头做二十四次踵息,更要闭目下视,使泥丸之气,转过明堂（鼻子），下到山根（指两眼内眦连线正中点），逼动承浆（任脉穴位名,在面部夹唇沟正中处）,舌抵上腭,引气过鹊桥(气功术语,指引气沟通任督二脉),紧闭鼻孔停止呼吸,虚咽气下重楼(气管),经过绛宫(即中丹田,在两乳连线的中点),以意引气下行,归入到黄庭(脐内空处)。气自后而上至前而下,这才叫一转,称为一个小周天。这样运行六次,行经乾道之策二百一十六度,乃阳气上升之象;行经坤道之策,一百四十四度,乃阴气下降之象。阳升与阴降,共计合为一个周天三百六十五度之数。

每天子时之后午时之前,按时操练功法,遇见身中一阳发动,就是我身上的活子时。不必局限于准确的子时或午时,在阳气开始发动之际,就可做踵息引气经过尾闾关,按照前面的升降工夫,运行一周天。每天都如此,身中一阳发动,渐渐地会时时发生,而运行一个小周天。不局限于子时午时,也不限制次数。有人从左足心的涌泉穴开始做起,往上运行到尾闾关,行一周天;又从右足的涌泉穴开始运行一周天。两足各行一次功完毕,仍然静坐聚气于黄庭(脐腹中央),叫做一个大周天。一天行一次也就可以了。

总而言之,阳气动就运转辘轳关(夹脊关),不要太迟也不要太快;不动就伏气做胎息,不要扶助也不要忘记(听其自然)。这又是做胎息的真正要诀。但是做踵息时不可将冷气吸入腹中。如果说抑制呼吸,呼吸停闭就会使气血壅滞,反而会产生疾病。即使说是调息,也是摄养心神的方法。炼气必定使之纯净,必须做到使精神与呼吸互相依存为标准。至于闭关,那么先贤曾经说过:人身气血本来很流通,营血与卫气昼夜循环运行周身,如果闭门来学行气,就好比头上又加一个头。况且气顺就可使人成活,没有听说闭关才能成孕的。必须懂得真气伏藏于黄庭(脐中空处),就是胎息的方法;运转一阳,是任督二脉的功法。这两者就是保持清静的要诀。

呼吸有六个要领:头部宜端正,眼睛不要斜视,胸部宜常开,下腹部应时时用力,腰脊与颈项当经常挺直,手足自然分开。知道这六项要领,才可能与之谈论呼吸。否则就像盲人骑马走在悬崖边,很少有不失足堕落下去的。如果已经知道其方法,不曾得到真师的指点,也是白搭。所以学习道术的人士,必须寻觅真师的指点,然后才能入手修道。学习养生延年的方法,又何尝不是这样呢?所以我说:真诀容易得到却不易领悟,真师虽有却不易得到。假若真师与真诀能够一齐得到,要做神仙般长寿人物的愿望也是不难实现的。

专家点评

气功家无不重视呼吸吐纳,李青云亦不例外,他在本篇中对呼吸吐纳做了专门论述。根据其所练呼吸形式的不同,大致可分为三个类型:一为纳气法,是以练习吸气为主的气功功法,也叫"闭气法"。

如梁代陶弘景在《养性延命录》中所说："正身偃卧，瞑目握固，闭气不息(一呼一吸称为一息，此处的不息是指不呼吸)于心中，数至二百，乃口吐气出之。日增息，如此身神俱，五脏安。"二为吐气法，是以练呼气为主的气功功法：如嘻、嘘、呵、呼、呬、吹"六字气诀功法"，通过口呼气并结合默念字音，以便调节脏腑，祛病健身。三为胎息法，而李青云所大力提倡的就是推行胎息法。他说："故道家以胎息为入道之基，而欲长生延龄者，以呼吸引年之诀也。胎息本为养气习静之功。"他认为胎息就是通过呼吸以求延年益寿的要诀。那么什么叫胎息呢？兹回答如下：

所谓胎息，是通过呼吸锻炼，使气的吐纳极度细微缓慢柔和宁静的一种气功功法；行功时乃至看不到口鼻在呼吸，而是想象脐部在呼吸。正如《摄生三要》所说："须想其气，出从脐出，入从脐灭，调得极细，然后不用口鼻，但以脐呼吸，如在胞胎之中，故曰胎息。"由此可知，胎息就是一种柔和缓慢的腹式呼吸，其实质也是一种深呼吸。

经验表明，人在一生中经常有机会进行胎息式的深呼吸者，无论对健身防病或延年益寿来说，都是大有裨益的。人们知道，大凡婴幼儿的呼吸是全肺呼吸，也叫腹式呼吸；自学会直立走路后，便逐渐转为胸式呼吸，其后大部分肺泡被废用。故老年人的肺活量越来越小，肺器官的退行性病变也不断增多。倘能经常适度做些胎息式的腹式呼吸即深呼吸，至少可以带来如下几个方面的好处：

一是增大肺活量。所谓肺活量，是指一次尽力吸气后，再尽力呼出的气体总量。肺活量越大，心脏就越好，就越有利于健康长寿。故长寿老人的肺活量往往要比常人大得多。

二是能提供更多的氧气，可改善心脏和全身的各种机能。

三是进一步带动体内各器官的运动，可获得全身效应。

四是使体内与外界的气体交换很彻底，能更好地促进全身的新陈代谢。

五是促进人体内部的微运动,改善微循环。

六是呼吸的深度与大脑的思维成反比例,越是深呼吸,越有利于大脑的休息。

在此又应指出,深呼吸的好处虽然很多,但应适可而止,并非做得越多越好。再说,也不是每个人都适合做,特别是动脉硬化症、高血压病和心脏血管疾病患者,更应慎之又慎。过度的深呼吸可诱发高血压、心肌梗死、脑溢血及其他血管意外等多种疾病。呼吸本是吸入氧气,排出二氧化碳,过度的深呼吸会使血液中的二氧化碳大量排出,从而引起血管口径紧缩变小,血液循环阻力增加,故可导致上述病症的发生。总而言之,做深呼吸也是因人而异,并且一定要适度。

(六)答炼霞子问

{名著选录}

炼霞子问于青云老人曰:昔尝闻我师之言矣,凡今之人也,以酒为浆,以妄为常,醉以入房,以欲竭其精,以耗散其真,不知持满,不时御神,逆于生乐，务快其心，此促寿之征也。又曰：七情六欲，长生之贼。吾师妙理，略能参透。唯吾师年逾二百五十余岁，生平曾十四婚娶(一说为二十四婚娶)，孙曾之众，达一百八十人，相见不能辨其貌，相对不能举其名。吾师既以节欲却情为事，不知其何以解于此？愿闻教也。岂即道家所谓御女采战之功，足以致此乎？

青云老人微嘻曰：过哉！子之言也。疑讼于中，言发乎外，子虽慧，犹未脱尘想也。予年百三十有九，始遇吾师于崆峒，而以道授我。百三十九岁以前，未尝闻道也，而已九婚，子孙亦数十人。虽欲得采补引年之诀，又何从而得？其理之明，不待辩而知也。子既有惑，当详解之，毋使误入歧途，致损尔道。所谓七情者，喜、怒、忧、惧、爱、憎、欲是也。六欲者，色、声、香、味、触、法是也。学长生者之所宜远也。然吾人之身，浑然有一无极也。有无极即有太极，有太极即有阴阳，阴阳和而寿命永。且天地阴阳之所判也，太极也。太极之先，乃称无极。无极浑然元气，合而不分，草木不生，禽鸟不育，必待无极化为太极，阴阳和节,天地交泰而后生万物。故曰:阴阳和而万物生。此道家之言也。天地之寿,悠也久也。曾不因交媾阴阳、化生万物而促其寿者何耶?此得其和、得其正之所使然也。(未完)

╎帮您解读╎

炼霞子询问李青云老人说：以往听到老师说过,当今有些人把酒当成茶水看待,把胡乱作为看成正常,醉酒后过性生活,用色欲来竭耗阴精,不知道保持饱满,无限制地耗费精神,违背生命的快乐,只图一时的心情痛快,这些都是缩短寿命的征兆。又说:七情六欲,乃妨碍长生的贼寇。老师的高妙道理,我大略能够领悟明白。唯独老师年纪超过二百五十岁,生平曾经十四(一说二十四)次结婚娶妻,子子孙孙之类的后代众多,达到一百八十人以上,相见之后辨别不了他们的容貌,当面又叫不出他们的名字。老师既然以节制情欲为主张,不知对此一现象该做何种解释?愿意听从您的指教。难道是道家所提倡的与多个女子交媾以求采阴补阳之说在发挥功效,才会获得今天这样的高寿吗?

李青云老人微微一笑地回答说:错了呀!你所说的一番话。你心中有疑问,就会用语言表达出来。你虽然很聪明,还是没有脱离尘世间的一些想法。我在年纪一百三十九岁时,才在崆峒山(属甘肃平凉市西的六盘山)见到我的老师,他将道术传授给我。我在一百三十九岁以前,是不曾学过道术的,那时我已结婚九次,子孙也有好几十口人。即使想要学习采阴补阳的要诀,也没有什么地方可以学得。其道理很明白,是不必经过辩解可知道的。你既然有疑惑,我当详细地向你解说,以便防止你误入歧

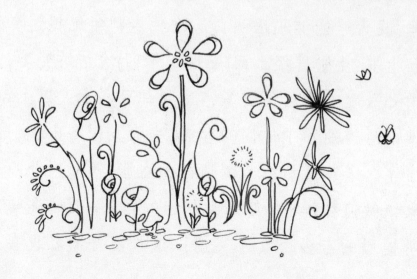

途,乃至妨害你其后修道。所谓七情,是指喜、怒、忧、惧、爱、憎、嗜欲。所谓六欲,是指色、声、香、味、触摸与法术。这些都是学习养生长寿之人应当远离的。然而我们的身体,似乎有一个无极(指无形无象的宇宙原始状态)存在。有了无极就会有太极,有了太极就会有阴阳,阴阳调和而寿命永久。况且天地阴阳之所以能够分开,是因为有太极。在太极之先,就称为无极。无极是元气混合在一起的,合在一起不分开,草木不生长,禽鸟与野兽不生育,必须等到无极化为太极,阴阳调和有节,天地交合才能化生万物。所以说:阴阳调和就会化生万物。这是道家的说法。天地的寿命,是十分悠久的。不曾因为阴阳交媾、化生万物而缩短寿命,这是为什么呢?这是由于阴阳得以调和而能顺从正常规律的缘故。

{名著选录}

人之生也,禀阳刚之气者为男,禀阴柔之气者为女,阴阳判焉。男阳女阴,乾坤之象也。阴阳相交,而诞育子孙,和也正也,犹天地交泰而育万物,谁其可非之哉？象川之言曰："男子为阳，阳中必有阴，阴之中数八，故一八而阳精外，二八而阳精溢。女子为阴，阴中必有阳，阳之中数七，故一七而阴血外，二七而阴血溢。阳精、阴血，皆饮食五味之实秀也。"

又曰：精能生气，气能生神，荣卫一身，莫大于此。故养生之士，先宝其精，精满则气壮，气壮则神旺，神旺则身健，身健则无病。内则五脏敷华，外则肌肤润泽。容光焕发，耳目聪明，老当益壮。由此观之，则先贤戒人以宝精，未尝戒人以不用其精也。

《养性篇》亦云：人之精，最贵而甚少。在身中通有一升六合，此男子二八未泄之成数。积而满者达三升，损而丧者不及一升。精损则亏，精满则溢，过犹不及，两失之也。故精太盈则溢，欲不节则耗。凡交一次，则丧半合。此半合取之于盈者，非特无所伤，且可和其神；取之于竭者，必善养之，使之回复，否则殆矣。故《内经》曰：精生于谷，精不足者，则补之以味。然醲郁之味，不能生精，唯恬淡之味，乃能补精。此亦教人善用善补，而非教人不用其精也。

夫娶妻本为生子,若反其道,不祥殊甚。唯冬至宜节嗜欲;冬夏二令,宜藏蓄其精耳。圣人曰:不孝有三,无后为大。遑论大罗天中,无不孝之神仙,即养生保命者,亦当以孝字为先务。未见有不孝之子,而反邀上苍之眷,以永其寿命者。予虽娶妻十四次(一说二十四次),生子百数十人,不至促其寿者,交合有时,嗜欲有节,善用其精而不及于滥。既损则以淡味补益之,使陈者泄而新者生。如流水之盈渠,流行不竭,得调其阴阳,而使其气和,故能无损于命。若谓导引采补之事,违天害理,直畜生道中,始有此也。子但见予之老健,而孙曾之众也,未及知乎阴阳之妙理,宜有疑也。今为释之,当能自悟。炼霞子曰:妙道自在,唯慧定者得之,今斯悟矣。乃谢而退。(完)

{帮您解读}

人出生在世上,禀有阳刚之气的为男子,禀有阴柔之气的为女子,阴阳区分得明白。男为阳而女为阴,这是乾与坤的象征。阴阳互相交合,因而生育子孙后代,这是和气与正气的体现,就好比天地互相交合生育万物那样,有谁能加以否定呢?象川先生曾说:"男子为阳,阳中必定有阴,阴之中数为八,故一八即八岁时阳精开始向外显露,二八即十六岁时阳精溢泄,即开始遗精。女子为阴,阴中必定有阳,阳之中数为七,故一七即七岁而阴血开始向外显露,二七即十四岁阴血溢泄,即月经开始来潮。阳精与阴血,都是由饮食五味的精华所化生出来的。又说:精能化生气,气能化生神,荣(营)养保卫全身,再没有超过这个的。所以讲究养生的人士,先要珍惜其阴精,精满气就壮,气壮神就旺,神旺身就健,身健就不会生病。内则五脏美好,外则肌肤润泽。容光焕发,耳聪目明,称得上是老当益壮。由此看起来,先贤只是劝告人们珍爱阴精,并未劝告人们不要使用阴精。

清代李锡庚在《养性篇》中也说:人的阴精最贵重而很少。在身体内总共有一升六合(按:此类说法并不准确,不可轻信,仅供参考),这是男子十六岁以前尚未溢泄出来的阴精成数。阴精积满时可达到三升,遭到损耗丧失的人其阴精不足一升。阴精耗损就亏虚,阴精饱满则溢泄,太过就等于不及,两者都会造成损失。所以精太满便溢泄,性欲不节制则造成损耗。大凡性交一次,会丧失阴精半合(十合为一升)。这半合取之于阴精饱满者,非但不会造成损伤,而且可以调和其精神;取之于阴精虚竭者,必须善于补养,使之及时得到恢复,不然的话就有危害了。所以《内经》说:精生于谷(饮食),精不足的人用饮食五味来滋补。然而酒与肥甘厚味,不能产生阴精,唯有清淡的食物,才能滋补阴精。这也是教导人们既要善于利用阴精又要善于补养,并非教人不要使用阴精。

男人娶妻本是为了生育孩子,如果反其道而不让生育,那就太不吉祥了。唯有冬至应当节制嗜欲;冬夏二至,正该收藏与积蓄阴精呢。圣人(指孟子)说:不孝有三个方面的表现,其中没有后代是最为重大的一个问题。不必就整个上天来说,根本没有一个不孝的神仙,即使是注重养生保健之人,也应当以讲究孝道作为首要任务。从来不曾见到有不孝的子孙,反而会获得上天的眷顾,竟然能够得以延年益寿。我虽然娶妻十四次(一说二十四次),生了子孙百几十个人,不至于缩短寿命的诀窍,就在于交合有适当的时机,嗜欲有节制,善于使用阴精而不滥施泄泻。阴精既已受到亏损则用饮食来滋补之,使陈旧的阴精外泄而新的阴精不断滋生,像流水充满沟渠,流行而不枯竭,得以调理阴阳,而使其气血和谐,所以不会损伤寿命。假若谈到房中导引与多个女子交合而采阴补阳,那是违背人道和伤天害理的做法,只有禽兽才会干得出这种事情来。你只看到我老来很健康,子孙十分众多,却未懂得阴阳交合的妙理,是该有所疑惑的。现今向你作了解释,应当能够有所领悟。炼霞子回答说:妙道自然在其中了,唯有智慧和内心安定的人才能得到启示,我现在终于理解了。于是致谢告退。

{专家点评}

这篇《答炼霞子问》,实际上是一篇房事养生专论。在历代诸多养生文献中,首推本篇对房事的补益作用及其利弊,谈得最为明白透彻。非常值得反复研读领悟。

本篇以学生炼霞子(子是尊称之词)的口吻,向其老师李青云咨询有关如何对待情欲与房事的问题。炼霞子说,老师一贯主张节欲,可是自己先后结婚十四次(一说二十四次),生育的子孙又很众多,说明平时房事很不少,为什么还能长寿呢?是否同道家所提倡的与多个女子交合以便采阴补阳的学说有关呢?李青云明确而又理直气壮地回答说:天地交泰,阴阳调和,才能化生万物;天地并未因阴阳交媾和化生万物而短命,恰恰相反,天地悠悠,其寿命绵绵久远永存。人类男女阴阳互相交媾,诞育子孙,乃和气与正气的体现。孤阴不生,独阳不长,倘若男女长期不交合,则阴阳不和,彼此孤立,非徒无益,反而会促使人早日衰老。并且进而指出:凡身体健壮者(包括健康老人),适度安排房事,"非特无所伤,且能和其神",往往使人容颜焕发,精神振奋,因而更有利于身心俱健与延年益寿。李青云在总结自己的房事经验体会时说："予虽娶妻十四次(一说二十四次)，生子百数十人，不至促其寿者，交合有时，嗜欲有节，善用其精而不及于滥。既损则以淡味补益之，使陈者泄而新者生，如流水之盈渠，流行不竭，得调其阴阳，而使其气和，故能无损于命。"关键是他能做到房事适时适度而又有节制，故能趋利避害，非但无损，反而有利于长寿。

对于道家提倡一夜与多个女子交合的采阴补阳之说，李青云非但不采信，而且作了十分严厉的批评。他说："若谓导引补采之事，违天害理，直畜生道中，始有此也。"认为一夜与多个女子交合以求采阴补阳的做法很不人道，只有禽兽才能做得出来。他的这些看法，极其难能可贵，对于培养和维护良好的性道德来说，至今仍然具有十分积极的意义。

李青云对房事正面作用的充分肯定，是很有积极意义的。事实表明，适度的性生活非但有利于长寿,而且对提高工作效率乃至提高工资待遇亦很有帮助。德国波恩大学劳工研究协会最近一项新研究显示：每周有4次以上性生活的员工所获薪酬,比达不到4次的人薪水高出5%,没有性生活的员工薪水比性生活活跃的员工低3%;职场成功人士性生活的次数会相对更多。可见适度的性生活,对于发挥人的创造性来说,也是很有裨益的。

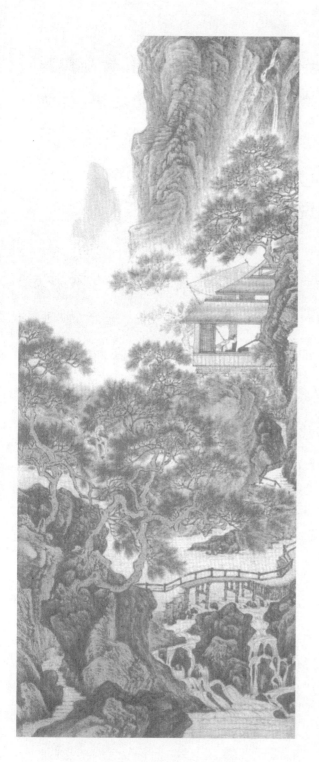

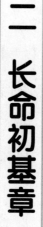

二　长命初基章

这是《长生不老秘诀》的第二编,收有长命初基说、静坐之法、调息之法、安神之法、行功之法、行动坐卧亦当有法、全身关窍脉络总名等七篇专论。下面依次(个别有调整)予以选录解读与点评。

(一)长命初基说

{名著选录}

吾人但知神仙之可慕,慕其所以能长生不老,逍遥尘外也。唯神仙之所以能致者,固大道之妙理悟之。大道之妙理,世人固不易悟。悟之即神仙也。然有数事,为人类人人所能,而莫不可学者,世人往往忽之而不顾,视为儿戏。庸夫俗眼如此,徒羡神仙长生不老,岂不可叹!吾所谓人人所可学者,道外之道,长命之初基也。其道唯何? 一言以蔽之曰:健身而已。

夫健身之道,当以精、气、神三者为主,前已详言之矣。然健身之道,固宜重锻炼,而锻炼之法,又至不一。今恒见鲁、豫之民,锻炼非不勤也,体魄非不强也,而上寿者不及百年。此岂天使然乎? 非也,锻炼之不得其方也。夫鲁、豫间人民之所锻炼体魄者，特特一刚劲之气，用摧残之法而强其体魄，此亦犹双睫欲交，而故以姜椒查之，使不能瞑也。此刚之过耳，殊非善法。又常见山中真修之士矣，瘦骨如枯蜡，面色若嶕峣，唯于烧铅炼丹中求长生。终至于百骸俱病，形神皆损，而随山中草木同腐，反谓人曰：神仙欺人之谈耳，世无有也。此其体魄不健，而徒事蹞蹞，如此而欲求仙家长寿之术，不其难乎？盖神仙中无体魄不健之人也。

予谓世间健身之术虽多，而欲求刚柔相济，阴阳调和者，实鲜乎鲜矣。今以予前所得之于我师者，为诸子述之。如此法能广传于世，而得之者勤学不怠，则天仙神仙纵不可致，而陆地人仙，则庶几乎！至我所谓健身法者，合乎阴阳，调乎刚柔，不偏不激，而足以强身健魄之法也。昔据我师云：此法非道家之祖法，而传自于释家者。夫三教之教异，而其旨则一。故凡有益于人之事，不宜分畛域，而无论何人所宜宗也，故命道家亦习之。后人竟视为导引之最深法则,实误也。此法于古时不知何名,而今人称之为八卦行功法,亦不知其何所本。而世俗所传者,又不能尽合于理,而传者又各异其法。想系辗转相援,以致失真耳。予所谓之长命初基,其法约可分若干种,兹详述之,幸诸子勿以其功效之迟速,而论其致用之道,勤习而广传之。功德无量,长命必也。(完)

帮您解读

我们大家只知道神仙值得羡慕,羡慕他能够做到长生不老,可以逍遥自在地生活于尘世之外。唯独要达到做神仙的标准,就必须悟彻养生大道之妙理。养生大道的妙理,世人本来不易领悟,真正领悟到了就可做神仙。然而有几件事,人人个个都能办,而没有谁学不会的,世人往往轻忽而不愿顾及,视为儿戏一般。平庸低俗的人就是这样,徒然羡慕神仙长生不老罢了,难道不值得慨叹吗?我所说的人人可学之道,是指大道之外的道,是长寿的初步基础。那个道又是什么呢?用一句话来概括,就是使身体健康罢了。

谈到健身之道，当以精、气、神三个要素为主，前面已经谈得很详细了。然而健身之道，固然应当重视锻炼，而锻炼的方法，又很不一致。现今经常见到山东、河南两地的民众，锻炼并非不勤快，体魄也不能说不强壮，而其最高年寿还达不到一百岁。这难道是上天使之如此吗？

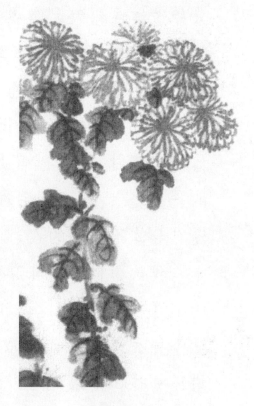

不是，乃因为锻炼未曾得到正确方法的缘故。像山东、河南民间锻炼体魄所使用的方法，特依靠一股刚强有劲的气力，用摧残的方法来增强体魄，这就好比双眼睫毛要闭合成眠，而故意用姜和辣椒来刺激使之不能闭合成眠。这是刚劲方法的错误，绝不是好的方法。又常常看到山中真正搞修炼的道士，一个个骨瘦如柴像干枯的蜂蜡，面色如荒山秃岭，只知道烧炼铅汞之类成丹来求长生,终于导致全身四肢百骸都是病,形体与精神一齐受到损伤,而跟随山中的草木一同腐朽了。反而对人说:神仙之术不过是欺人之谈罢了,世界上没有神仙。这是因为体魄不强健,而徒然乱跳乱窜,如此想要求得神仙的长生之术,不是太困难了吗?因为神仙中根本就没有身体不健康的人。

我认为世间强健身体的方法很多,若想要做到刚柔互补、阴阳彼此调和的话,实在是少之又少了。现今凭我以前从老师那里学到的东西,为各位弟子讲述一番。如果此一方法能广泛流传于世,且得到传授的人又能勤恳学习而不懈怠,那么即使做不成天仙和神仙,做个陆地上的人仙,差不多可以做得到吧!至于我所说的健身方法,乃阴阳彼此配合,刚柔调和互补,没有偏激现象,而能够使体魄强壮健康的方法。以往听我老师说:这个并非道家的祖传锻炼方法,而是从佛家传授过来的。儒、道、释三教的教义各不相同,而其宗旨却是相同的。所以凡属有益于人类的事,不必区分界限,而不论任何人都是应当遵从的,所以让道家之人也来学习。后人竟然把这当成最为精深的锻炼方法,其实是误解。此一方法在古代不知叫什么名称,而现今之人却称它为八卦行功法,也不知道它最先是从哪里来的。而民间所传授的方法,又不大合理,而传授的人其方法也各不相同。想来是因为彼此辗转传授,导致失其真传的缘故。我所说的长命初基,其方法又可分为许多种,在此详细加以叙述,希望弟子们不要依据功法见效的快慢,来评论其运用的价值。勤奋地学习和传授它,真是功德无量,而且长寿也是必然的。

﹛专家点评﹜

这篇长命初基说,乃《长生不老秘诀》第二编的首篇。本篇一开始就提出,人们都很羡慕长生不老的神仙,而自己却做不到这一点,因为缺乏长生的初步基础,所以只能是徒然羡慕而已。那么长生的初步基础是什么呢?作者回答说是健身。长寿必须以健身为前提,身体健康才是长寿的基础。所谓神仙之道,论其实质就是健身长寿之道。怎样做到健身呢?固然要坚持经常锻炼,但锻炼必须得法,否则仍然很难长寿。

李青云十分重视身体锻炼,他的足迹遍及全国各地,因而对各地民间的一些锻炼方法深有了解。并且明确指出,像山东、河南一带专门使用刚劲摧残之法进行锻炼,是有严重缺陷的,应当及时予以调整。他说:"今恒见鲁、豫之民,锻炼非不勤也,体魄非不强也,而上寿者不及百年。此岂天使然乎?非也,锻炼之不得其方也。夫鲁、豫间人民之所锻炼体魄者,特恃一刚劲之气,用摧残之法而强其体魄……此刚之过也,殊非善法。"采用刚劲摧残之法进行锻炼,非但难以使人长寿,而且有的还会起副作用。李青云主张采用"刚柔相济,阴阳调和"的方法来进行锻炼。他说:"至于我所谓健身法者,合乎阴阳,调乎刚柔,不偏不激,而足以强身健魄之法也。"倘能照此原则进行锻炼,自然可以趋利避害。其后各篇着重介绍了锻炼方法,大多可供参考。

古代又盛行迷信以铅汞之类炼丹服食而求长生之风,李青云对此完全持反对态度,严肃地指斥其危害性。他说:"又常见山中真修之士矣,瘦骨如枯蜡,面色若憔悴,唯于烧铅炼丹中求长生,终至于百骸俱病,形神皆损,而随山中草木同腐。"历代服食炼丹求长生者不乏其人。因此而引起铅汞中毒导致残废或死亡的更是不少。号称一代英明君主的唐太宗李世民,就因服食一位印度和尚为他炼制的丹药,竟然导致七窍流血,中毒暴亡,死时年仅51岁。由此可知,李青云的上述批评是很中肯的,因而十分可取。

(二)静坐之法

{名著选录}

静坐为长生初基中之第一要法,盖所以固精凝神敛气也。其理前已屡屡言之矣。今但言其法:法于静僻之地,筑一幽室,布置宜极清幽简洁之至。中间用物,不宜繁复,但设一云床、香案、几椅之外,无用他物。盖事物简而其心易澄也。云床之蒲团或用平常坐垫,宜厚宜软。初习时恐因下面硬而脚受痛,扰其神也。若久习之,则平地亦可行。

静坐时,衣服宜宽舒,使胸腹能扩张。趺坐时以左足置右跷上;更于左胫上,以右足置左跷上。若初行时不能全趺坐,则可半趺坐。所谓半趺坐者,仅以左足置右跷上,而右足置左足下。若疲倦时,可以左右易行之。

静坐之时,头宜正,目宜半瞑,胸宜开,腰脊宜直,两手宜互叠,即互握亦可,置腹前。每日行趺坐之时,宜在子后午前。初坐时,时间不宜过长。时间过长,肢体未坚而疲倦,反足致伤。先以线香一枝燃着之,插于炉。最初以半炷香为度,其后逐渐增长,则功行渐进,至一时辰而后,则不患其再以疲劳致伤矣。

静坐一忌喧扰,二忌冥想,三忌湿地,四忌闷热,五忌无恒。此为五病,犯之者心乱神驰,不可为训矣。(完)

{帮您解读}

　　静坐乃长命初基中第一个重要方法,因为是用来固护阴精和凝神敛气的。其理由前面已经多次谈过了。今天只谈静坐方法:其法要求在一处偏僻安静的地方,建筑一间幽静的房屋,布置当极清幽而又简洁。室内的用物,不宜纷繁复杂,只设云床(专门用于练功的床)、香案、几椅各一个之外,没有其他东西。因为事物越简单,心就越易清静下来。云床上的蒲团可用平常坐垫,要求厚实和柔软。初次练功时恐怕因下面太硬而感到疼痛,将会扰乱心神。倘若经过长久练习之后,就连一般平地也可练功。

　　静坐的时候,衣服宜宽大舒展,使胸腹能够自由扩张。跌坐(盘腿而坐)时,将左足置于跷起的右足之上,又在左足胫上,将右足置于跷起的左足上。假若初次行功时不能全部跌坐,就可推行半跌坐。所谓半跌坐,是指仅仅将左足置于跷起的右足之上,而右足则置于左足之下。如果感到疲劳,可以将左右足换过来做。

静坐的时候,头部宜端正,且应半闭着眼睛,胸部宜敞开,腰脊要挺直,两手宜互相重叠,即互相握住亦可,置于腹部之前。每天行趺坐功的时候,应安排在子时(23—1 时)之后和午时(11—13 时)之前。初次静坐时,时间不宜过于长久。时间过久,肢体尚无坚持之耐力就会感到疲倦,反而容易招致损伤。可先用线香(直线形的香火)一支点火燃烧,插在香炉里。刚开始用半炷香为限度,往后可逐渐增长时间,乃至坚持到一个时辰(2 小时)以后,就不必害怕会造成疲劳和损伤了。

静坐的时候,一是禁忌喧哗吵闹,二是禁忌冥思浮想,三是禁忌在潮湿之地行功,四是禁忌闷热难耐,五是禁忌没有恒心。这是五种弊病,违反了就会心中慌乱而精神外驰,那就不可能成为练功的法式了。

｛专家点评｝

静坐,也叫静坐功,乃气功功法之一。气功可分为动功和静功,静坐则属于静功之列。其术式为两腿盘坐,双眼紧闭,意守丹田,两手轻握大拇指,放于大腿之上,挺胸直背,舌抵上腭,用鼻轻柔呼吸。此功讲究排除杂念,用意念控制自己的情志活动,力求做到澄清思虑,调和阴阳,疏通经络,流畅气血。本篇着重论述了静坐的具体方法和注意事项,大多切实可行。如说:"头宜正,目宜半暝,胸宜开,腰脊宜直,两手宜互叠。"在谈到行功的禁忌时又说:"静坐一忌喧扰,二忌冥想,三忌湿地,四忌闷热,五忌无恒。"此类论述都很明确具体,切实可行,无疑具有较高的实际参考价值。此功可增强人体对疾病的抵抗能力,很适合于老年人或疾病患者操练。

(三)调息之法

{名著选录}

胎息之法,为养生之至要,前已有专篇论之矣。夫人之生世也,一息之主宰,息绵而寿命永,息调而百骸和。若息绝则人死,息失调则人病。此调息之在长生术中,所由重也。

天地以一年为一息，人身以一呼一吸为一息。欲讲调息，自当先调其呼吸。故静之时，于呼吸之道，最宜留心。呼吸之时，心宜随之；神息相依，自有妙用。宜缩头耸肩，蹲身如猴，踵十二息，微胁小腹，紧闭谷道，引其气入尾闾穴。踵息十二，至夹脊双关。踵十二息，至玉枕。踵二十四息，使泥丸之气，过明堂，下山根，逼承浆。舌舐上腭，引过鹊桥，紧闭鼻息，咽气下重楼，过绛宫，下气归黄庭。后上前下，此为一转。其气既周转随心，则其息不调而息自匀矣。

调息之时，宜眼观鼻，鼻观心，心则随气之转而周行全身。如此则可以消尘障，绝烦恼，而至于心定神安之境。久久行之，可获长生。若心志不澄，纵欲强自抑制，一念甫灭，万念忽生，则非但气散神乱，不得其益；竟有因此而成白癫或败精等种种之绝病，以至于不可救免。释家谓心即是佛，即此意也。

昔有迂者，从方士得铅汞术，自谓能辟谷。入会稽山中，历坐三四寒暑。后有人入山中见之，鼻息虽存，面形如痴醉。舆归其家，终身不复。此即心志未

澄,而以勉强出之,气散神乱之明证也。故吾人欲求长生,须先调息,否则不啻求长生而反促寿也。(完)

{帮您解读}

胎息的方法,乃养生之中最为重要的方法,前面已经有专篇论述过了。一个人出生在世上,靠一呼一吸来主宰生命,呼吸绵长则寿命永久,呼吸调和而全身百骸和谐。若呼吸断绝人就会死亡,呼吸失调则人体生病。这就是调息之所以在长生术中,其地位特别重要的缘故。

天地将一年当作一息即一次呼吸,人体则以一呼一吸当作一息。想要讲究调息,自然首先要调整呼吸。所以在安静之时,对于呼吸的方法,最应当加以关注。呼吸的时候,心思也要跟随着,精神与呼吸相互依靠,自然就能发挥巧妙的作用。呼吸时宜缩头耸肩,像猴子一般地蹲下身子,做踵息(缓慢柔细深长的呼吸)十二次,缩小胁腹,紧闭谷道即肛门,引导其气到达尾闾穴(位于骶椎骨的最下段)。做踵息十二次,引气到达夹脊双关(位于俯卧时两肘尖连线与后背正中线的交会点)。又做踵息十二次,引气到达玉枕(即头部的风池穴,在头后正中线入发际5分的凹陷处)。做踵息二十四次,使头部泥丸宫之气,经过明堂(鼻子),下到山根(鼻梁),逼近承浆(位于面部颏唇沟正中处),舌抵上腭,引气过鹊桥(指沟通任督二脉),紧闭鼻子不呼吸,咽气下至重楼(气管),经过绛宫(指中丹田,位于胸部两乳连线中点的膻中穴),将气下引归于黄庭(指脐内空处)。气由后身往上走而由前身往下走,这叫一转。其气既然随心环周运转,那么其息即使不调,而呼吸自然很均匀了。

调息的时候,用眼睛观看鼻子,由鼻子往下再观心,心便随着气息运转而周行全身。这样就可消除尘世间的障碍, 断绝烦恼而到达心神安定的境界。久久地推行调息之功,就可以获得长生。假若心志不能澄清,纵然想要强行自我抑制,一个杂念刚刚消灭,万个杂念又忽然产生,非但会导致气散而神乱,不可能得到补益,而且有的竟然会因此而患上白癫病(疑当为癫痫或白癜风的误写),或者败精不出等重病,乃至于难以救治。佛家说心即是佛,就是讲的这个意思。

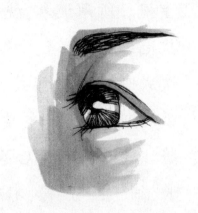

以往有一个迂腐之人,从方士那里得到了用铅汞炼丹的技术,自已说能够辟谷(只喝水而不吃食物)。他进入浙江的会稽山中炼丹服食,经历三四个年头。后来有人在山中见到了他,虽然一息尚存,但外形如醉酒的痴汉一般,已是面目全非了。将他抬回其家中,终身都未得到恢复。这个人心志没有澄清,却勉强去学修炼,便成了气散神乱的明证。所以我们大家要想求得长生,必须先调息即首先调整好呼吸,否则非但得不到长生,反而还会使寿命变得更短促。

{专家点评}

本篇专论调息,与前面的呼吸篇可以对照参阅。从中可以看出,作者对呼吸健身是何等的高度重视。所谓调息,就是调整呼吸,常与调心、调身有机地结合在一起。呼吸可分为体呼吸(胸式呼吸)与腹式呼吸两种形式,所谓胎息或踵息,均属腹式呼吸之列。呼气一般要比吸气时间长,约为3:2。要求将浊气吐尽,然后尽量吸满新气。呼吸要做到深、长、细、柔、匀、稳,不可憋气,当以自然柔和为度。调息有调和心态、疏通经络、活血消积、增强体质、防病健身和延年益寿等作用。

作者指出,"吾人欲求长生,须先调息",认为调息是长生的重要手段。调息之时必须精神高度集中,专心致志,当做到"眼观鼻,鼻观心,心则随气之转而周行全身。如此则可以消尘障,获长生"。由此可知,认真搞好调息即尽力调整好呼吸,无论对促进身心健康或争取延年益寿来说,都是很有帮助的。

(四)安神之法

{名著选录}

人之欲安其神者,先澄其心;欲澄其心者,先遣其欲。此老子所云:人神好清而心扰之,人心好静而欲牵之也。夫神之所居曰神室,心之所寄有灵台,此亦犹人之居有屋庐也。夫吾人之居于市廛者,其心易扰;居于山野者,其心易安。神与心之寄于我身也,我身夙根若慧,则清静如山野;我身夙根若钝,则骚扰如市廛。故夙根深者悟道易,而夙根浅者悟道难也。然求道也,决不能以难易之见亘于胸,而自暴自弃也。若心坚志决,纵市廛亦山野矣。此净地固产莲花,在佛氏眼中观之,即龌龊处如茅厕,肮脏物如矢橛,亦无在不莲花也。

吾人平居时,应常使我神守其室,不可轻易出舍。欲神守室,亦有法焉。初时若苦不能骤宁,则每于闲坐无事之时,可默数一二三四至十,而百而千,以至于万亿。如是则心专于数,而神随其心,一切杂念,可以泯灭;一切外魔,从此远避;久而心澄神安矣。其后逐渐进深,终至于并此点数之数,而亦忘之,则空明朗彻,可登大道。此法亦随时随地留意之,非若静坐行功之有一定时候也。盖息有一刻不

调,则神有一刻不安,即其心终有一刻萦扰,而尘障终未能尽脱也。此诸子所最须留心者也。(完)

〉**帮您解读**〈

人们想要安定精神,首先必须澄清其心;想要澄清其心,先要排除私欲。老子所说:人的精神喜欢清幽,而心思打扰之;人心喜欢安静,又有嗜欲来牵挂。人的精神所居之处有神室,心所寄托的地方叫灵台,这就好比人类居住要有房屋一样。我们有的人住在城市里,其心易受干扰;居住在山野农村之人,其心容易安定。神与心都是寄居在我体内的,我身体内的夙根(指先天资质禀赋)如果聪慧,就会清静得像山野农村人一般;我体内的夙根如果愚钝,就会像城市人那样受到骚扰。所以夙根深的人领悟道义容易,而夙根浅的人要领悟道义就困难了。然而研求道义的人,决不能因见解有难易而横亘在胸中,甚至自暴自弃(不知自爱而甘居下流)。如果心志坚决,纵然居于城市也好像生活在山野农村一般。这洁净的水池固然可生长莲花,在佛家眼中看来,即使污浊得像厕所,肮脏得像搅动粪便的木棍一般,也无处不可生长出莲花来。

我们平日居住时,应当经常使我心神固守在内,不可轻易让神出舍。要想做到神守其舍,也是有方法的。开始若不能骤然宁静下来,就当在每次闲坐无事的时候,可以默默地数一二三四至十,再到百和千,进一步到万和亿。这样一来心中就会专于计数,而精神跟随着到了所计点的数中,一切杂念,可以消灭掉;一切外邪妖魔,从此可以远远地躲避开;久而久之心神自然澄清安定了。随后逐渐深入下去,就连计点之数,也会被忘记掉,内心便将空虚明朗透彻,就可以登上养生大道之堂了。这个方法要随时随地加以留意,并非像静坐行功那样有固定的时间。因为呼吸有一刻不调,精神就有一刻不安,内心便始终有一刻的牵挂,而尘世间的障碍也始终未能摆脱。这是各位弟子最应当加以留心注意的。

{专家点评}

心烦意乱,神不守舍,精神很不集中,很不安定,老年人最易产生上述现象,这对身心健康很不利。怎样安定精神呢? 本篇专论安神之法,并且指出:"人之欲安其神者,先澄其心;欲澄其心者,先遣其欲。"表明要想安定精神,就得保持心中清澈而无杂念,首先必须除去名利、声色及各种嗜欲。生活在繁华的都市里, 扰乱人体精神的诱惑因素太多,要想安神比较困难;生活在山野农村,诱惑因素比较少,要做到安神则比较容易一些。但不论生活在哪里,关键是要有消除嗜欲与诱惑的决心和意志。决心大,意志坚定,即使生活在灯红酒绿、车水马龙的大都市里, 亦可摆脱各种嗜欲和诱惑因素的干扰。正如本篇所说:"若心坚志决,纵市廛亦山野矣。"人可以战胜环境中的不利因素,清澈的水池固然能生长莲花,而肮脏龌龊之地亦可生长出莲花来。作者的这些比喻,无疑是很有积极意义的。

　　一个人内心很不宁静,精神很难集中,该怎么办呢? 作者回答说:"初时若不能骤宁,则每于闲坐无事之时,可默数一二三四至十,而百而千,以至于万亿。于是则心专于数,而神随其心,一切杂念,可以泯灭;一切外魔,从此远避;久而心澄神安矣。"默数数法是一种安定神志的常用方法,用于心烦失眠等症,往往能够发挥一定的作用。

本篇所论安神之法,至今仍然具有现实教育意义和较高的参考价值。据新华社 2013 年 7 月 24 日讯:"全球每四人中有一人需精神治疗。"其文说:精神卫生问题已成为重要的公共卫生问题和社会问题。2009 年公布的一项涵盖浙江、山东、甘肃、青海四省 18 岁以上个体的抽样调查结果显示,成年人群精神障碍率超过 17%。而世界卫生组织的最新数据显示,全球每 4 个人中就有 1 人需要精神治疗。但由于精神健康相关科普教育不足,部分民众把失眠、头痛、头晕等症状当成单纯的躯体问题,甚至把抑郁症、焦虑症当作一般的情绪问题来处理,造成很多患者未能及时治疗、康复和治疗效果受到严重影响。李青云所论安神之法,虽然不可能从根本上解决精神障碍症的治疗问题,但至少具有一定的参考价值,或者可以提供某种启发和帮助。

(五)行动坐卧亦当有法

〉名著选录〈

吾人处世,行动宜有常也,坐卧亦有时也。若非常而动,非时而坐卧,皆非摄生之道也。此理固尽知之,亦尽人能言之。然行动坐卧,皆有一定法则,顺之则永年,违之则促寿。此则非庸俗之流所能知矣。

吾人尝见龟与鹤矣,言龟鹤之寿者,莫不曰是千岁龟,千岁鹤也。可见其寿命之永,世俗所共知也。至其能永年之故,则罕有言之者矣。夫龟与鹤,介羽之属耳,而其寿反在人类之上,是岂无故者?略示其理,以告世人。龟之为物,行动之际,颇觉累赘;而当其伏处之时,则六体蜷伏,潜然恬静。纵外物有患之者,亦唯忍受,不怒不动,静伏如故。此其气已清,其神已宁之征也。唯其如是,故得永年。吾人于行动劳苦之后,小坐休息之时,当效龟之静伏,一念不生,纵为外物所扰,亦不怒不动,则心泰神安,气清志一,获寿之征也。

鹤居深山，往来于幽岩翠蔼之间，啄林果参花以为食，是其得气已清；然其行动之间，亦有特寿之征也。其他禽类之平行地上也，足不提而前冲，全身动摇。唯鹤则不然。其行也，必先提其足，而蓄其爪，昂首上观，然后前行。及地之际，爪彻而足下，头亦因之前俯。盖提足蓄爪，所以定其心而稳其步也。昂首上观，俯首下视者，所以理其气而匀其脉也。心定、气理、脉匀，则寿之所以长也。诸禽之中，唯鸽与同，故鸽寿虽亚于鹤，较他禽则为胜也。我故曰：行当效鹤与鸽也。

犬之为物，其卧地也，伸前足而圈其后足，直其颈。如此则内脏舒伸，而百脉调匀，气血周行，可以无阻。气能周行则清，气清则神安，神安则心定。如此入睡，不能魔扰，此其一也。犬性最警觉，虽卧常若醒，故一遇微声，即吠跃而起。吾人之睡酣也，往往如死，六贼侵之矣，故时有梦寐魇魉之兆，此最足病人。我所谓卧当如犬者，效犬之惊觉，不至酣卧也，非效犬之，一遇微声，即吠跃而起也。诸子当谨

志此:坐当如龟,行当如鹤,卧当如犬之语,以为行动坐卧之法,则长生必矣。(完)

{帮您解读}

我们生活在世上,行动应有常规,坐卧也应定时,如果不按常规行动,不定时坐卧,都不合乎养生之道。这个道理人们固然全都知道,也个个都能说出来。然而行动坐卧,都是有一定规律的。顺从它则年寿永久,违背它则寿命短促。这一点却不是一般庸俗之人所能知晓的。

我们经常看到乌龟与白鹤这两种动物,说起它们的寿命,没有不说是千岁龟或千岁鹤的。可见两者的寿命之长久,是民间所共同知晓的。至于它们之所以长寿的缘故,就很少有人能说清楚了。谈起乌龟与白鹤,均属于鳞介类或鸟类动物罢了,而其寿命反而超过人类,难道没有缘故吗?特大略讲些道理,以便告之世人。乌龟这个东西,在行动的时候,显得较为累赘;而当它伏处时,头身四肢都蜷伏着,潜藏得很恬淡安静。即使有外物来侵扰它,也只有忍受，不愤怒和乱动，静悄悄地伏着和原来一个样。这就是气已清而神已宁的兆征。唯独它能做到这样，所以能够年寿永久。人们在行动劳苦之后，稍稍坐下休息之时，应当效法乌龟，悄悄地伏藏，一个杂念也不产生，纵然被外物所侵扰，亦能不怒也不动，就会心神安泰，心志清澄专一，同样是获得长寿的兆征。

白鹤生活在深山里，往来飞行在幽深翠绿的山崖与云气之中，啄食着珍奇果实与人参花，因此其所得滋补之气已很清秀。然而在它的行动中，亦有长寿的特征。其他鸟类在平地上行走，不待提足就往前冲，全身都在摇动。唯有白鹤就不是如此。它行走时，必定先把足提起，而把脚爪收缩着，抬起头往上看，然后再前进。它在着地之时，把足爪完全伸展开来再踩下去，头部也因之而向前下俯。大凡提起脚而收缩其爪，是为了安定心气和稳住步伐。抬起头往上看，低头往下看，是为了调理气血而使脉搏均匀。心中安定、气血调和、脉搏均匀，就是长寿的重要因素。在禽鸟类中，唯独鸽子与白鹤相似，所以鸽子的寿命虽然比不上白鹤，却比其他禽鸟要优胜一些。我因而说，行动应当效法白鹤和鸽子。

狗这个东西，它睡卧在地上，经常侧着身子，伸展两条前腿而把后腿盘起来，又伸直其脖颈。这样就使内脏舒伸，而百脉调和均匀，气血周行通畅，没有什么阻碍。气能周行就清畅，气清则神安，神安则心定。在这种情况下入睡，什么妖魔都不能打扰，这是第一点。狗的性情最为警觉，即使是睡卧也经常保持着好似醒的状态，所以只要听到一点微细的声音，立即吠叫着跳跃而起。人们在酣睡之时，往往睡得像死人一般，六淫之邪就会来侵袭，所以有时会出现做噩梦的情况。这是最容易招致疾病的。所以我说睡卧时当如同狗那样，应效法狗的惊醒警觉，不宜睡得太死，并非要像狗一样，稍听到微细声音就猛然跳起来。各位弟子应谨慎地记取下面这些话：坐时要像乌龟，行走时当如白鹤，睡卧时要像狗那样等一类论述，用来作为行动坐卧的准则，如此就必定能够长寿了。

〈专家点评〉

李青云在本篇中明确指出："行动坐卧，皆有一定法则，顺之则永年，违之则促寿。"认为行动坐卧，必须讲究方法，方法对头有助长寿，方法不对头则可能使人短命。那么行动坐卧应当采用什么方法较好呢？李氏提倡"坐当如龟，行当如鹤，卧当如犬"。这实际上也是仿生术在日常生活中的具体运用。所谓坐当如龟，是说坐时要像乌龟那样沉寂，呼吸柔和细缓深长，内心恬淡宁静，不为一切外物所扰，即使遇到什么刺激，也不躁不怒不动，始终保持安泰平和的神情和心态。总之，以处于"心泰神安，气清专一"的状态最佳。

所谓行当如鹤，是说走路要像白鹤那样，昂首上观，俯首下视，理其气而顺其脉，提足蓄爪，定其心而稳其步。这些无非说明走路要求稳健之意。

所谓卧当如犬，是说睡卧时要像家狗那样侧其身，伸其足，直其颈，使内脏舒伸，百脉调匀，气血周

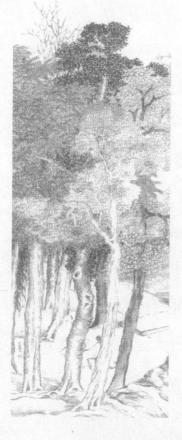

行而无阻滞。还要像狗那样警觉，一有动静，当即就能发现，不要睡得太死。一旦气温突变或有外邪侵袭，也好及时防范。

倘能按照上述几点要求去做，则行动坐卧皆能各得其法，自然有利于长生永寿。李氏的这类论述，既概括了他平时的观察研究，也谈了自己的养生经验和心得体会，确有其独到的见解，且能密切联系日常生活实际，因而具有较高的参考价值。

(六)行功之法

名著选录

吾所谓行功者，即行我师所传之八卦行功法，而世俗庸人，视为导引之法也。其总诀曰：

闭目冥心坐，握固静思神，叩齿三十六，两手抱昆仑。左右鸣天鼓，二十四度闻。微摆撼天柱，赤龙搅水津。鼓漱三十六，神水满口匀；一口分三咽，龙行虎自奔。闭气搓手热，背摩后精门。尽此一口气，想火烧脐轮。左右辘轳转，两脚放舒伸。叉手双虚托，低头攀足频。以候神水至，再漱再咽吞。如此三度毕，神水九次吞。咽下汩汩响，百脉自调匀。河车搬运讫，发火遍烧身。邪魔不敢近，梦寐不能昏；寒暑不能入，灾病不能侵。子后午前作，造化合乾坤。连环次第转，还返是良因。

其赞效歌曰：热擦涂津美面容，掌推头摆耳无聋。高攀两手全除战，捶打疼酸总不逢。摩热脚心能健步，掣肘是免转筋功。拱背治风名虎视，呵呼五脏病都空。

由此观之，八卦行功法，实为健身第一妙法。但世人庸俗，纵得此歌，不能解其精义之所在，而昧然自作聪明，率意行之，遂致不能有效，或且反谓此种工夫为不足学。此则可叹，亦世人之所以夭年促寿也。昔者吾师既以予为可教，而独出其奥妙无穷之法相矣。是亦济世利物之心，欲有以传后也。予既得之于吾师,又安敢不传之诸子? 庶诸子得之而更传之于他人。他人得于诸子,而复传于他人,转辗相授,以广其传。多一人能行此功,则多一长寿之人;多十人百人能行此功,则多十百长寿之人。数百年后妙道相传,则中夏之民,皆成长寿之民;大汉古邦,亦成长寿之国矣。此全在诸子之发大愿力,广为流传也。诸子勉乎哉! 今且将其总诀,逐句详解之,使诸子知其奥妙之所在,及行此八卦行功之法则步骤,而按法练习也。(未完)

⁑帮您解读⁑

我所说的行功,就是推行我老师所传授的八卦行功法;而世间缺乏识见的俗人,仅把它当作一般导引术式看待。此功总的要诀如下(接着是"闭目冥心坐"等五言歌诀三十六句,共一百八十个字,因作者在后面有逐字逐句的解说,故不拟作解读。还有七言赞放歌八句,共五十六个字,讲的是按摩头面及全身之事,读者可自己领会,也不拟作解读):

由这些看起来,所谓八卦行功法,实际上是强健身体的第一妙法。但世上的人见解低俗,即使得到这首功法歌诀,也不可能理解其中精妙意义之所在,而贸然自作聪明,很主观地率意行其功法,乃至不能取得效果,或者反而说这种功法不值得学。此种说法只能令人叹惜了。这也是世人为什么年寿短促的重要原因。以往我的老师既然认为我值得指教,而独自为我表演了操练功法的各种法相(即练功的各种形象),也是出于救世利民之心,想要将它传给后人。我既然从老师那里得到了这种功法,又哪里敢不传授给弟子们呢?希望弟子们学到手以后再传给其他人,其他人从你们手中学得功法之后,又再传授给其他人。这样辗转相传,功法就能广泛流传。多一个人推行此功,就会多一个长寿之人;多十人百人能推行此功,就能增加十个百个长寿之人。过了几百年之后巧妙的功法代代相传,将使整个华夏民众,都能成为长寿之民;古老的中国,也将变成长寿之国了。这个目标全靠各位弟子发誓立志愿意效力,才能广为流传。各位弟子一齐努力啊!现今将八卦功功法总诀，逐字逐句详细加以解说，使弟子们知道其中的奥妙之所在，以及推行这种八卦功的方法步骤，然后依法进行练习。

以下是作者对三十六句功法歌诀所作的具体解说，讲得较为通俗易懂，也就不拟作解读了。特抄录如下：

{名著选录}

闭目冥心坐：夫闭目者，所以养神也；冥心者，所以敛妄念。法当盘后而坐，紧闭双目，内观其心，使一切杂念，都归冥灭，灵台朗澈，普照通明。坐时下用厚垫，头须持正，脊须竖直，全身四空，不倚不靠。尾闾应端正，不可偏欹，是为至要。

握固静思神：握固者，因握其双拳也。固握双拳，所以敛其气也。此闭关却邪之无上妙法也。法当将左右双拳，握得紧紧。手心向天，手背向地而加诸膝头之上，使全身持平端正，以静其心，而驱除一切杂念，以凝思存神为主。

叩齿三十六：叩齿者，所以去心火也，所以集体中之神,而使之凝聚也。法当将上下牙齿,连叩三十六次,使微微作声。但不可行之过急,叩之急响,以徐缓轻微为主。若过急则损神,极响反足以动其心中之火,无益者也。宜留意之。

两手抱昆仑:昆仑云者,喻头也。盖昆仑为山中之主,而头为人身之主也。法当以两手互叉,左右十指互间,紧紧叉住,抱持后脑,掌心贴置耳根,拇指向下,两肘屈成三角,肘平于肩,如是微微呼吸,踵九息而止。呼吸之际,宜极缓极微,不宜有声,有声则气散矣。即所以须以两手抱头者,亦无非敛气之意也。

左右鸣天鼓:所谓天鼓者,即左右两耳聪门也。鸣者,以手指叩之作声也。鸣之所以使耳聪,而外魔不易侵也。法当以两指平置耳门,垒食指于中指之上,作力下弹,务使耳门上发极宏亮之声音,左右各弹二十四下,先左后右,共弹四十八下而止。

二十四度闻:夫耳之门,即命之门也。二十四之数,暗合无极、两仪、四象、八卦、九宫之数,即二十四气也。耳门左右各一,故须各鸣二十四度也。盖欲此二十四气,遍布于耳门,使命门之根基牢固,以为延年益寿之机也。弹之极响者,清其火也。

微摆撼天柱:天柱者,即后颈骨衔接于脊梁者。微摆者,摆摇其肩也。撼天柱者,扭动其颈也。法当扭颈向左右侧视,两肩亦随之而摆动,左右相间行之,各行二十四次,左右共四十八次。此扭颈摆肩,所以去心火而却外魔之侵扰也。

赤龙搅水津:所谓赤龙者,即口中之舌也。舌为生津之具,津为保命之源,故舌亦可谓为命根。搅舌者,所以聚其津也。法当用舌尖抵上腭,先从左方转向右方,更从右方转向左方。如是频频卷搅,使津聚于口中。但搅动时,宜徐不宜疾,否则伤源。

鼓漱三十六:鼓漱者,即聚口中之津,鼓气使出入漱动也。三十六者,周天之数也。鼓漱三十六者,所以鼓动周天之气,完聚于身也。法将舌头搅出之津液,聚于一处,然后向前吐出,至舌尖处,则收而纳之,至舌根处则复吐。如此一出一入则为一次,至三十六次为止。

神水满口匀：所谓神水者，即津液也。盖口中津液经三十六度鼓漱后，已调和匀净，而分布于满口，此时全身之气息亦已调和匀净也。

一口分三咽：一口者，即一口津液也。三咽者，言一口津液，分三次咽下，暗合三才之象也。

龙行虎自奔：所谓龙虎者，阴阳相喻之辞，非真有龙与虎寄于身也。龙行之龙，是身中之神；虎奔之虎，是身中之气。盖如是聚精鼓漱，调匀咽下，则神完气足，阴阳相交，而全身如天地之交泰矣。

闭气搓手热：闭气者，使全身之气内聚，而不散于外也。搓手者，所以左右来往，调脉络也。闭气搓手，则气聚脉调，内邪可去，而外魔不侵矣。法当如前盘膝坐，两掌相合，先左上右下，向左旋摩，二十四次毕；两掌易位，右上左下，向右旋摩，亦二十四度而毕。唯搓摩之时，宜十分用力，务使两手心至极热也。若不着力，手心不热，即为无效。

背摩后精门（即命门穴）：背摩后精门者，反手至背后而摩其精门也，在两手搓摩四十八度以后，手心已极热，即将两掌移后，紧按精门之上，左右并行搓摩，皆由外向内轮转，行二十四度，即握拳紧紧，如握固静神式，至诸膝头之上。

尽此一口气：气者人之主，言尽此一口气者，盖尽敛此身中之气而聚于内之谓也。

想火烧脐轮：想火者，我意之火，非真有形之火也。想火烧脐轮者，我意想中似有火烧脐轮也。气既凝聚，即以心暗想，运真阳之火，下注丹田而烧之。此虽非真火，人目所不能见而远之者，则觉丹田气暖，真似有火烧之者。至丹田火热，急收气敛火，还冥心坐状。

左右辘轳转：此辘轳转，指肩臂而言也。先将左臂曲折，连肩向左旋转三十六次，然后右臂亦向右旋转三十六次。此周行血液之法也，左右七十二度之后，仍握拳紧紧还原。

两脚放舒伸：坐行以上诸法后，为时已不暂，下肢之疲可知矣。若不调和之，必为体病，故宜放之以舒伸也。法当先将盘叠之脚放下,然后徐徐向前伸出,至舒直为度。行之不宜太疾,盖两脚于久困之后,而骤疾伸之,则下肢之脉络,必至伤损也。

叉手双虚托:叉手者,两手互交,十指互间也。虚托者,言手虽不举物而凭空上托也。法当交两手于胸次,手背向天,然后反掌向上,用力托去,手背直对顶门。两臂举直后,即徐徐落下。凡一上下为一次,连行九次,仍握拳紧紧,置诸膝上。

低头攀足频:此运行周身筋络血脉之法也。所谓低头者,不仅头颅前倾,即上体亦须略俯也。先手指放开,两臂伸直于前,手掌相对,徐将上体俯下,双手即从两旁挽入,攀住足心,使头与尾间成为平形,更徐徐收起,一俯一起为一次,行十二次乃止。

以候神水至:低头攀足十二次后,即徐收回伸直之脚,依旧复原,盘膝而坐,冥目静心,以候津液之至,而再行动作也。

再漱再咽吞:如前赤龙搅水法,将舌满口扰搅,使津液聚而再如法鼓漱,如法咽下也。

如此三度毕：所谓一度者，即鼓漱三十六次，咽津三次也。三度共鼓漱一百有八，而咽津九次也。

神水九次吞：行前法三度，共吞神水九次，四时五行之象，寄乎其数矣。

咽下汩汩响：津何以能响？神气鼓之也。是亦犹水不能自作浪，而风吹之以成浪也。咽津之时，必汩汩作响，何也？盖神气既鼓津作响，而津之所至，神气亦至矣。上自聪门，下至丹田，中及各部，神气无不周行，而心亦定矣。

百脉自调匀：百脉之源，在于气血，而神实主之。神不安而气血必败，气血败而百脉失调，百脉失调而全身病，死机伏矣。若能如前法行之，神与气既周全身，血自随之而周行无阻，如此则百骸俱舒，百脉自调矣。故曰百脉自调匀也。

河车搬运讫：河车者，道家所炼之真汞也。真汞属水，故此引以喻神水也。所谓搬运者，即运用之使流动，亦即以上所举鼓漱咽津诸法也。此盖言搅津鼓漱咽津之后，精气神流转于周身百脉之间，浑然元气心定神宁也。其所谓讫者,指神气运行一周天也。

发火遍烧身:此火非外面有形之火,而为体中无形之火,即纯阳真火也。烧身云者,谓纯阳真火,由体内遍达全身各部,使其锻炼身之外宫也。或谓此即于意想之中,发其纯阳真火,而自焚其身,忘形之谓也。吾师昔尝云:学道不在焚身。若谓意想焚身,即能忘形,是旁门之尤者,不可为训。故我今特提示诸子,毋误解秘旨,致入歧途也。

邪魔不敢近:邪魔者,非必魑魅魍魉而始称之也。凡外界一切足以害其身心者,皆邪魔称之耳。如能依上法锻炼,则邪魔自远矣。

梦寐不能昏:梦寐者,妄念之机,足以昏神者也。若敛其心,自然无梦,则神亦不致昏矣。

寒暑不能入:寒暑,外感也。寻常之人,寒则战栗,暑则汗出,则外感未除,身未经锻炼也。若行功既久,体健身强,心泰神安,内魔既祛,外感不生,则寒暑自不能入也。

灾病不能侵：灾病之来，内邪生之，而外魔侵之。其原实始于心神之间，或因七情六欲外感之深，而疾病乘之；或以喜怒哀乐内扰之剧而病乘之；或因口腹滋味之累而至于病。此皆由人之自肇。若行此久者，既无寒暑之切肌，利欲之感情，则疾病自无由而生矣。

子后午前作：夫子过阳生，午过阴生。子后午前，正阴阳交媾之时，清浊初分之际。行此功者，当于此时，以取其交泰和洽之象，合乎体中神气相交之道，而易得其用也。

造化合乾坤：乾坤者，天地也，即阴阳二气之始判也。盖言子后午前善行此功，造化合于天地交泰之理，而其时最合于身心也。

连环次第转：连环者，周而复始。次第转者，连续不断之意。盖言人若于子后午前行此功，宜于一次之后，续行之也。每日周而复始，连接行六次，则心君泰然矣。

还返是良因：还返者，三还九返，道家炼丹之妙道,长生不老之法门也。是者,指此种功夫也。万事有果,必先有因。得善果者,必种善因;种恶因者,必得恶果。此循环之理也。此句之义,以为勤行此功,而长生不老,神仙还返之道,其良因在于此,实为证道之基也。诸子悟乎? 我昔不曾云乎:健身之道,长命之源,我虽非仙,活二百五十余岁而不衰老病死者,行此之功为多也。(完)

{专家点评}

这篇《行功之法》文字很长,集中介绍了八卦行功法,其总诀部分已做了解读。接着对三十六句五言歌诀一一做了具体解说,比较通俗易懂,故只抄录原文而不做解读。

作者李青云说,这种八卦行功法,是他的老师精心传授给他的,他之所以能够获得高寿,与长期坚持操练此功是分不开的。他特意将此功传授给弟子们,希望他们认真掌握,广为传播,让更多的人都能学会此功。并说:"多一人能行此功,则多一长寿之人;多十人百人能行此功,则多十百长寿之人。"

他希望长寿的人越多越好。

李青云尤其强调，操练功法的人必须居心良善，不能有邪恶念头。篇中突出地宣传了行善积德，扬善惩恶的思想。认为善有善报，恶有恶报，届时各有报应。正如他在功法歌诀最后一句所解说的那样："万事有果，必先有因。得善果者，必种善因；种恶因者，必得恶果。"李青云本身就是一个极其良善的人，他自己练八卦功尝到了甜头，获得了高寿，他愿推己及人，希望人人个个都能长寿，而且希望整个民族和国家均能从中获益。他说："数百年后，妙道相传，则中夏之民，皆成长寿之民；大汉古邦，亦成长寿之国矣。"他胸怀宽广，居心良善，广施博爱，仁人爱物的情怀，

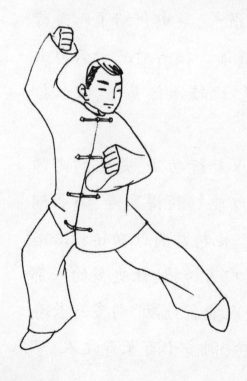

无不跃然纸上。这一切也是他自己获得高寿的重要因素之一。

本篇所论为八卦行功法，其具体术式和要诀，李青云在解说中已作了明确交代。历代以"八卦"命名的功法较多，诸如八卦功、八卦形功、八卦掌桩功、八卦太极功等。它们全都属于道家功法。尽管其功法术式各有差异，而练功的基本目标和要求却是相同的，那就是为了健身、防治疾病、抗衰老和延年益寿，大体上可以互相参考。

(七)全身关窍脉络总名

本篇文字较长，谈的都是关窍与经脉穴位名称，其具体部位很难用三言两语说清楚。故不拟作解读，只抄录原文，最后酌加点评，仅供参考而已。

⸿名著选录⸿

《易》曰：乾坤者，易之门户。乾，阳物也，其数奇，其静也专，其动也直，是以大生焉。坤，阴物也，其数偶，其静也翕，其动也辟，是以广生焉。紫阳真人云：玄牝之门世罕知。道光注云：玄牝乃二物，岂可通作一穴。若无此二物，何以造化万物？子野注云：乃出入往来之所，阴阳交会之地。盖即玄门牝户也。曰昆仑，曰天根，皆指玄门；曰华池，曰曲江，曰偃月炉，皆指牝户。世人以口鼻为玄牝，又以两肾中间一穴为玄牝者，皆非也。

肾前脐后三寸许，名太中极，又名金胎神室，关元、气海、会阴、长强，任督归根之处。左属肝，青色；右属肺，白色；上属心，红色；下属肾，黑色；中宫，黄色。阳维在顶门前一寸三分，阴维在顶门后一寸三分。冲脉在风府穴入发一寸二分，带脉在脐两旁，如带系腰际云。故任脉起于人中，降至会阴窝中止。督脉起于尾闾，逆上泥丸，至齿交龈处止。阳跷在尾闾骨后第二节窝中，阴跷在谷道前一寸二分阳窝中。八脉唯阴跷一动，周身俱动。

任督为阴阳之总司。任者，总阴脉之所也。起于会阴，经曲骨、中极、关元、石门、气海、阴交、神阙、水分、下脘、建里、中脘、上脘、巨阙、鸠尾、中庭、膻中、玉堂、紫宫、华盖、璇玑、天突、廉泉、承浆，入人中而止,上发际,历二十四穴。任者妊也,行腹部中,故龟纳鼻息,鹤养胎息而能有寿,通此脉也。

督者乃为阳脉,督领阳脉之海也。起于下极,升于夹脊,由长强、腰腧、命门、阳关、玄柱、脊中、中枢、至阳、筋束、灵台、神道、身柱、陶道、大椎、哑门、风府、脑户、强间、后顶、百会、前顶,总会上星、神庭,下于素胶、水沟,而至于兑端、龈交,历二十穴。督者督也,行背部中,故鹿运尾间,还精补脑,而至上上之寿,通此脉也。

心者君主之官,神明出焉。为阳中之太阳,通于夏气,多血少气,午时血气注此。肺者相傅之官,治节出焉。为阳中之太阴,通于秋气,多气少血,寅时血气注此。肝者将军之官,谋虑出焉。为阳中之少阳,通于春气,多血少气,丑时血气注此。脾者仓廪之官,五味出焉。为至阴之类,通于土气,少血多气,已时血气注脾,辰时血气注胃。胆者中正之官,决断出焉。为少阳之脉,附于肝经,多气少血,子时血气注此。膻中者使臣之官,喜乐出焉。为手厥阴心包络之脉，多血少气，戌时血气注此。大肠者传导之官，变化出焉。为手阳明之脉，血气俱多，卯时血气注此。小肠者受盛之官，化物出焉。为手太阳之脉，多血少气，未时血气注此。肾者作强之官，巧技出焉。为阴中之少阴，通于冬气，多血少气，酉时血气注此。三焦者决渎之官，水道出焉。为少阴之脉，多血少气，亥时血气注此。膀胱者州渚之官，津液藏焉，气化则能出矣。为足太阳一穴，儒曰九曲明珠，释曰九重铁鼓，道曰九曲黄河，此乃化气上顶之正路。学道仙子先须开尾间关，此关若开不通，阴阳无由而升降，神气无由而周流，去道远矣。

诸髓皆属于脑，故上至泥丸，下至尾间，俱肾主之。膻中在两乳之中，为气之海，能分布阴阳，为生化之源，故亦名之曰气海。膈膜布肺下，与胁腹周围相着，如幕以遮浊气，使不熏蒸上焦。幽门者大肠之间，津液渗入膀胱，滓秽入大肠而变化出矣。

人之元气，逐日发生。子时生复气在尾间，丑时临气在肾堂，寅时泰气到玄枢，卯时大壮气到夹脊，辰时夬气至陶道,巳时乾气到玉枕,午时姤气到泥丸,未时遁气到明堂,申时否气到膻中,酉时观气到中脑,戌时剥气到神关,亥时坤气到气海。

前三关者:上关泥丸,心源性海之窍;中关黄庭,黄中正位之窍;下关水晶宫,丹田气海之窍。后三关者:下关尾间,太玄督脉之窍;中关夹脊,命门双关之窍;上关玉枕,天谷泥丸之窍。

人生自临地一声,名曰后天,剪断脐带,天命真性,着于祖窍。昼居二目,藏于泥丸;夜潜二肾,蓄于丹鼎。故脐轮谓之生门,两肾中间谓之命门,脐下一寸二分谓之丹田,一寸五分曰关元气海。顶为须弥,上有九宫。中曰泥丸,曰青女。口为丹池。咽喉二管,左为食管,右为气管,有十二节,名为十二重楼。心窍为绛宫。腰眼为密户,又曰内肾。粪门为谷道,前有玉炉穴,阳为天根,阴为月窟。中有二窍,上为水窍,下为精血往来之路。有支机石在西江内两短叶处,乃对剑之窍也,又为生门,深入则人门死户矣。上鹊桥是彼舌,下鹊桥是玉茎。脊骨二十四节为银

河,足心为涌泉穴。(完)

专家点评

本篇文字较长,集中论述了全身关窍脉络名称,有的是明说,也有的是隐喻。涉及脏腑经络及穴位等各个方面,其在人体的具体部位绝非三言两语所能表达,故不拟作解读。在此照录该篇原文,仅供气功爱好者参考而已。

篇中对任、督二脉的叙述颇有价值,如说"任、督为阴阳之总司""任者总阴脉之所也……行腹部中,故龟纳鼻息,鹤养胎息而能有寿,通此脉也。""督者乃为阳脉,督领阳脉之海也……行背部中,故鹿运尾闾,还精补脑,而上上之寿,通此脉也。"这就是说,无论操练气功,还是参加体育运动,只要注意打通任、督二脉,对于健身长寿来说,是很有积极意义的。

本篇在谈到十二时辰气血流注时说,亥时气血流注于三焦经,子时气血流注于胆经,丑时气血流注于肝经,寅时气血流注于肺经,这四个时辰正是夜晚睡眠时间。人们应当按时就寝入睡,这对消除疲劳,恢复体力和智力大有帮助。卯时气血流注于大肠经,人们当及时起床,并尽可能地把排解大便也安排在此一时间内。辰时气血流于胃经,此时该吃早餐,并且一定要吃好早餐。这些生活细节注意得好,同样有助于健身长寿。

本篇对人体某些部位的比喻或隐喻,也很值得留意。如说:"口为丹池。咽喉二管,左为食管,右为气管,有十二节,名为十二重楼。"中医文献上常有十二重楼之说,由此可知系指气管。又如:"粪门为谷道,前有玉炉穴,阳为天根,阴为月窟。中有二窍,上为水窍,下为精血往来之路。"此类隐喻,反映了古代文献中的一些语言特点,是不难理解的。

三　达道章

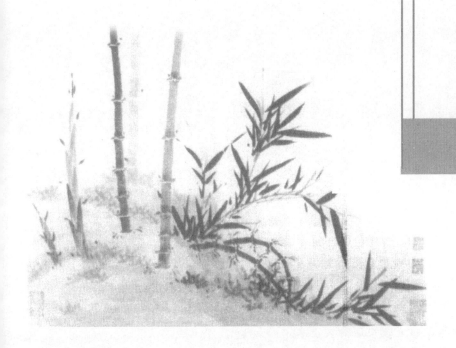

　　《长生不老秘诀》的第三编为达道章,全编文字很长。一开始就写道:或问于青云老人曰:大道之机,岂尽于此乎?抑犹有未到者耶?青云老人曰:嘻!昔者孔子问道于老聃,老子犹曰:大道难尽,请告以略也。妙道无穷,诚难言也。予昔者之所言,特太仓一粟,管窥之一斑也。今子既欲闻道,请历举古人之语以证之。接着便摘录了《淮南子》《老子》《庄子》、关尹子等许多古书或古人的言论,却极少有李青云本人的直接论述,故不拟作选录。

四 心性章

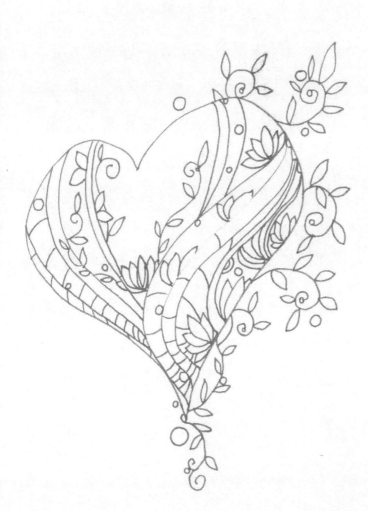

　　本书第四编为心性章,全编文字亦很长。开始就说:达道之理,已为诸子详言之,而道之所在,即心性之所在也。今更集诸家言心性之理,而为诸子道之。接着便摘录了庄子、关尹子、子华子、杨子、张子、朱子等许多古人的言论,实际上等于文摘汇编。例如朱子(指宋代朱熹)有言:"寡欲养心。孔明(诸葛亮)择妇,止得丑女,奉身调度,人所不堪。彼其正大之气,经纶之蕴,固已得于天资。然窃意以为其智虑之所以日益精明,威望之所以日益隆重者,则寡欲养心之助为多。"像这样的文摘,自然对人们修养身心颇有启示;但通观全编,尤以玄妙的说理居多,不免有虚幻之感,故不拟选录。

五　青云老人语录

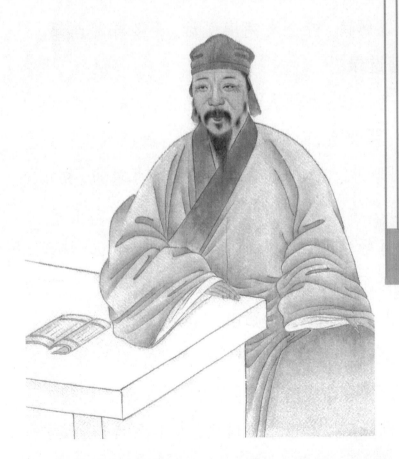

《长生不老秘诀》的第五编为青云老人语录，这是全书的最后一编，也是全书的精华之所在，文字很长。本篇实为作者对其弟子所作言传身教的讲稿，也是他毕生养生经验和心得体会的高度概括与总结，既叙肺腑之言，又多精辟见解，颇能发人深省。有许多警句可以视之为座右铭。特拟将原文首先分段加以解读，待全文完毕之后，最终再做点评。

﹛名著选录﹜

青云老人曰：世间人何庸庸扰扰，不知自悟？徒然羡神仙，慕长生，而终究忽焉冥焉，随蟪蛄朝菌而泯灭，亦可叹也。夫神仙之道，亦非不可求也，初步工夫，自然从清心寡欲处下手。世人但言道之难求，而自己不肯轻信寡欲，其求道愈切，去道愈远，终至于自病其心而不可救。此真庸人也。

青云老人曰：诸生亦知道之在乎？吾人之方寸灵台，道之所寄也。作一分善，道坚一层；作一分恶，道即远离。不可或强。斯道也，何道也？斯吾所谓长生之大道也。诸生当善体而悟之。太上之言曰：人神好清而心扰之,人心好静而欲牵之。常能遣其欲而心自静,澄其心而神自清。又曰:内观其心,心无其心;外观其形,形无其形;远观其物,物无其物。三者既悟,唯见于空。观空亦空,空无所空;所空既无,无无亦无,无无既无,湛然常寂。诸生如能善悟此道,则物我尽忘,神清心境。一切内邪尽皆祛,一切外魔不能侵。不以荣辱劳其心,不以生死戚其神。延龄保命之方,即在于此。

青云老人曰:古人云:唯仁者得上寿。夫仁之道大矣,故孔子罕言之。仁者,元也,于时为春。《易》曰:乾,元亨利贞。未在仁之先也,乾道浑四德,从乾中露出元来,是即谓之仁也。老子抱元,抱者仁也。(未完)

﹛帮您解读﹜

青云老人说:世上有些人整天忙忙碌碌,自己并不清楚在忙些什么。只会白白地羡慕当神仙的能够长生,而始终糊糊涂涂,像蟪蛄(蝉类昆虫)和朝菌(朝生暮死的菌类植物)一般很快就死亡了,也是极可悲的。谈到神仙之道,并非不可追求,最为初步的工夫,自然应当从清心寡欲四个字做起。世人只知道神仙之道很难追求,而自己就是不肯清心寡欲,其结果求道愈迫切,而离开道也越来越远,最终导致自病其心而不可救药。这才真叫庸俗之人。

青云老人说:诸位弟子也懂得道在什么地方吗?我们的心灵所在之处,就是道所寄存的地方。做一分善事,道就坚实一层;做一分恶事,道就会远离。这是不可勉强的。这个道,是什么道呢?这就是我所讲的长生大道。诸位弟子要好好体察和领悟。太上老君(老子)有话说:人的精神喜欢清澈而会受到心思干扰,人心喜欢宁静而被嗜欲所牵扯。经常能排遣嗜欲则人心自然安静,不断澄澈其心则精神自然清爽。又说:内观其心,心中没有心思杂念;外观其形,形体不在担忧和挂念之中;远观其物,没有物欲的追求。三个方面既然已经很悟彻,唯一看到的就是虚空。所谓"观空亦空,空无所空;所空既无,无无亦无,无无既无,湛然常寂。"这几句话,似乎故弄玄虚,近乎文字游戏,实际上是强调心中要做到丝毫没有杂念之意。诸位弟子如果能够悟明此道,就可以做到物我全忘,心神清静。一切内邪都可除祛,一切外邪都不可能侵袭,不必费心思考荣辱之事,也不必劳神为生死问题忧虑。保全生命和延长年寿的方法全在这里。

青云老人说:古人说过,唯有仁德之人能够获享上寿。大仁的原则很博大,所以孔子也很少谈到它。仁就是元(始也,善也)的意思,在时令上与春天相配。《易经》说:乾,元亨利贞(指天体春夏秋冬四季有规律地运行)。在没有仁之先,乾道原来与元亨利贞四德是混在一起的,从乾道中显露出元来之后,便可叫作仁。说老子抱元,就是指怀抱仁德。

名著选录

青云老人说:千秋万古,唯道执中,唯道有常。过中则偏,反常则怪。明心静志,道之常也,中也;采补导引,道之偏也,怪也。大罗天中,决无此等神仙;长生道中,决无此等法则。诸生勿误入此旁门,迷了本性,堕入畜生道中受苦。《大通经》曰:静谓之性,心在其中矣;动为之心,性在其中矣。心生性灭,心灭性现,如空无象,湛然圆满。又曰:大道无相,故内不摄于有;性无为,故外不生其心。如如自然,广无边际。又曰:对境忘境,不生于六贼之魔;居尘出尘,不落于万缘之化。能如此则静之极,而可以观空矣。

青云老人曰:欲从心起,息随心定。能如此则调息之功深矣。此《阴符经》所谓心生于物而死于物,机在目也。又曰:生者死之根,死者生之根。恩生于害,害生于恩。知乎此,则亡死亡生,亡恩亡害。合乎释氏所谓不生不灭,无垢无净之旨矣。老子之言曰:知足不辱,知止不殆。此乃对恒人言之,故犹言辱与殆也。夫人之心,知足则常乐,知止则无争。长乐无争,保命之元。恒人能此,亦足永寿。

青云老人曰:昔者吾师尝语我曰:草木根生,去土则死;人以形生,去气则死。子知其奥妙之所在乎? 予曰:此圣贤仙佛,知气之所在以为宝。此儒家之所以有和气致祥之言。而释、道两家,皆以养气为唯一下手工夫也。吾师笑颔之。大道不远在身中，万物空时性不空。性若不空和气住，气归元海寿无穷。欲得身中神不出，莫向灵台留一物。物在心中神不清，耗散真精损筋骨。元神一出便收来，神返身中气自回。如此朝朝并暮暮，自然赤子产真胎。此虚静天师诗三首也，读之可知心性之旨矣。故又曰：不怕念起，唯恐觉迟。念起是病，不续是药。不续者，念起即息，不复另有他念续起也。（未完）

{帮您解读}

青云老人说：千秋万古，唯有大道能够执中（不偏不倚，既不太过，也无不及），唯独大道有常规。超过适中就会偏颇，违反常规就会怪异。心志明朗安静，这是大道的常规，也是很适中的；采阴补阳之类的房中导引学说，就是大道之中的偏差，是怪异的。在整个上天之中，绝对没有这样的神仙；在追求长生延寿的大道之中，也绝对没有这样的法则。诸位弟子可不要误入此种歧途，迷失了自己的本性，堕落到畜生道中受苦。《大通经》说：安静叫作性，心就在其中了;活动叫作心,性也在其中了。心中生成思念活动性就灭,心中思念活动熄灭性就显现,像虚空一般没有形象,清澈而又圆满。又说:大道没有形状,所以内则不必摄取有形之物,外则不会产生念头在心上。就像大自然,宽广而无边际。又说:对着环境而忘记环境,不会发生风寒暑湿燥火等六淫之邪;居住在尘世而超出尘世,不会沦落到万种因缘变化之中。能够这样就算清静到了极点,就可以观空了(指佛家一种通过虚幻想象而高度入静的调心方法)。

青云老人说:嗜欲从心中生起,呼吸随心安定。心思与呼吸互相依从,呼吸调理得法则心中安定。能够做到这样调理呼吸的功法也就很精深了。这就是《阴符经》所说的心由物所生,也因物而死,机窍就在眼睛中。又说,生是死的根源,死也是生的根源。恩爱生于祸害,祸害生于恩爱。知道这一点,就没有死生之分,也没有恩害之分。符合于佛家所说的不生也不灭,无污垢也无洁净之分的旨意了。老子有句话说：知道满足就不会受污辱，知道停止就不会有危险。这是对常人所说的话，所以还有污辱与危险的说法。一个人的心思，知道满足就经常快乐，知道适可而止就不会与人争斗，这是保护生命最根本的方法，常人能做到这一点，也就足可以长生永寿了。

青云老人说：以往我的老师曾对我说，草木依靠根来生长，根部离开了泥土就会死亡；鱼鳖要沉入水中才能生长，离开了水就会死亡；人以形体来生存，离开了气就会死亡。你知道其中的奥妙在哪里吗？我回答说，这是圣贤和仙佛，知道气之所在最为宝贵。这就是儒家为什么要提出和气致祥一说的根据。而佛家和道家，都把养气当作唯一的下手工夫。我的老师微笑着点点头。大道不远就在自己身中，万物皆空而心性不空。心性不空和气就能留住，气归于元海寿命就无穷。要想身中神不离舍，不要在心灵上留下任何念想之物。物欲之念留在心中元神就不清澈，会耗散真精和损伤筋骨。元神一旦外出便收回来,元神返回身中则元气自然回归。每天早早晚晚都这样做,自然像刚刚从胞胎中分娩出来的赤子(婴儿)那么纯净。这些是虚静天师(道家人物)所写三首诗的内容,读了它就可知道修养心性的旨意了。所以又说:不怕欲念起来,就怕觉悟太迟,欲念起来是病,不持续下去便是药。不持续的意思,是说欲念一旦兴起便立即加以止息,也不允许其他欲念再接着产生。

∫名著选录∫

青云老人曰:人方心动之时,六窗烟昏,七窍风号;寸田荆榛,灵府猿猱;龙悲欲海,虎堕世罗;生死

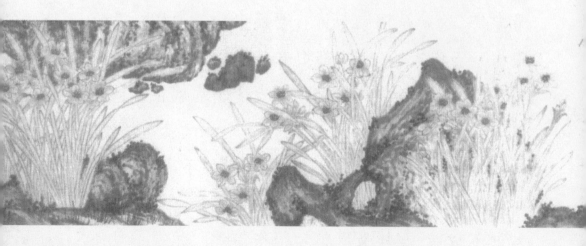

岸阔,人我山高;功德塞林,化作蓬蒿;清静眷属,变为干戈;忧悲于患难之途,老死于名利之窟。皆心动所使也。若其静虑之时,心天云朗,性海波澄;丹田花灿,华池水生;物我俱忘,宠辱不惊;松风月与为兄弟,猿溪鹤结为友朋;逍遥于幽寥之内,徜徉乎虚明之滨。此一静之所致也。观乎动静之机,可悟长生之道。夫太虚无形,气之本体,其聚其散,生死系之。故养生者,以养气为第一要务。千生万劫,只在此生。一生百年,只在此日。此日一信,历万劫而不磨;此日一疑,度百年而若梦。人身难得,自性难明。珍重当下机缘,莫教当面错过。此言千古之道,只在吾人一心。一生之心,只在一朝悟道。若使错过,一生受迷。道家以清静希夷四字为立教之主。所谓清者,心不染尘也;所谓静者,心不妄动也;所谓希者,心不外视也;所谓夷者,心不外听也。此虽道家语,然亦长生之妙谛也。

(予)百三十九岁未遇吾师之前,我亦轻身健步,人每有疑为神仙或剑客者。嘻,世俗之可哂也!予年四十而不动心,故心常泰然。心泰而神宁,神宁而一切疾病远,身常康乐。五十入山采药而遇野叟,健步如飞,纵之不能及。他日又遇之,询其术,则出野果相授曰:常服此耳。其果非他,盖杞子也,自是每日服三钱,久而身轻步健,行百里不倦,亦能速于恒人矣。此药之功也,神仙剑客云乎哉?

起居饮食,固大须留意者。冬则朝勿饥,夏则夜勿饱。早起不在鸡鸣前,晚起不在日出后。心内澄则真人守其位,气内定则邪气去其身。如是为常,功胜参苓。昔者纯阳真人有言曰:一日清闲一日仙,六神和合自安然;丹田有宝休寻道,对镜无心莫问禅。白阳山人有言曰:无事此静坐,一日如两日;若活七十年,便是百四十。此皆定心见性语,吾人当铭诸座右,奉为圭臬者也。导筋骨则形全,剪情欲则神全,靖言语则福全;保此三全,即是圣贤。此《洞灵经》中语也。所谓导筋骨者,即锻炼筋骨,使身形健全也;所谓剪情欲者,即节制七情六欲,而保全其神气也;所谓靖言语者,省却无谓之言语,而免招物尤(污辱),所以全其福也,诸生宜知之。

人身中之五脏,按乎五行,生克相关,最宜宝也。宠辱不惊,肝木自宁;动静以敬,心火自定;饮食有节,脾土不泄;调息寡言,肺金自全;恬静无欲,肾水自足。知乎此,则所以保脏器。《三茅经》云:谷虚应声,心虚应神,神虚应气,气虚应精。虚极则明,明极则莹,超乎精神,而无死生。精从内守,气自外生,以气取精,可以长生。(未完)

{帮您解读}

青云老人说:人正在心动(指产生各种妄想和欲念)时,六窗(也叫六门,指视、听、嗅、味、触、意)像烟雾似的昏沉,七窍像狂风号叫;寸田即方寸之地(指心腹部位)长出荆棘,心灵上像有猿猴在闹腾;如龙之悲于欲海,如虎之堕入世间(有虎落平川之意);生死如堤岸之隔,人与我有高山之别;功德塞满树林,忽然化作蓬蒿野草;清静平和的亲属,变成干戈刀兵相向;忧伤悲痛于患难之途,终究为名利之窟丧命。这些都是由于心动过多所致。倘若心思很清静之时,心灵像晴天似的明朗,性情之海波浪澄澈;丹田像鲜花一样灿烂,口中津液频生;我与物利俱忘,恩宠荣辱不能惊扰,与松风明月约为兄弟,与猿猴白鹤结成朋友;自由自在地居处于幽深寥廓的境界内,随心所欲地在虚空中徜徉。这就是心中安静所致。看到心中动静的机巧,就可以悟出长寿的道理。像太空没有形状,那是气的本体。气的聚集和散失,关系到生与死。所以讲究摄生保养的人,当把养气当作第一要紧的事。千种生存与万种劫难,只在乎当今这一生。人生一百年,只在乎现今这一日。若能坚信现今这一天,即使历尽万种劫难也不会磨灭;倘若对现今这一天充满疑虑,即使活过百岁也会像做梦一般。人的身体很难得,自己的性情也难以弄明白。要珍惜和重视当今一切机遇和因缘,不要错过了眼前这个时机。这就是说千古以来的养生大道,只在乎我们各人的心思。一生的心思,只在乎有朝一日能悟明养生之道。假若错过了这一点,一生都会执迷不悟。道家将清静希夷四个字当作立教的根本。所谓清,指心中一尘不染;所谓静,指心中安静而不妄动;所谓希,言心中不拟观视外物;所谓夷,是说心中不愿听到外面杂音。这虽然是道家说的话,却也道出了养生长寿的妙诀与真谛之所在。

我在一百三十九岁尚未遇到恩师之前,我也身体轻巧而健步如飞,人家怀疑我是神仙或剑客(侠客)之类的人物。嘿,世俗之见是很可笑的!我在四十岁时心中即不妄动,所以内心经常保持安泰。心泰便能神宁,神宁就可远离一切疾病,故自身能经常保持健康和快乐。我五十岁时进肆入山中采药而遇见了一位老农民,他健步如飞,我肆力快速奔跑也没能追上他。过了几天又遇上了他,询问其健身之术,他当即取出野果交给我说,他就靠经常服食这个东西而已。其野果并非别物,就是枸杞子。从此以后我每日服食枸杞子三钱(9克),日子久了也就身轻步健,徒步行走百把里路不疲倦,速度亦能超过一般人了。这是药物的功效所致,又与那神仙剑客有什么关系呢?

　　起居饮食,本来是必须大加注意的。冬天则早餐不可饿着,夏天夜晚不可吃得太饱(此言实际上是说一年四季都必须吃好早餐,凡晚餐均不可饱食)。早晨起床最早不在鸡叫之前,起床最晚不在日出之后。心内澄清就等于真人(指精通养生之道的人)在坚守岗位,正气安定在内则邪气秽毒就会远离身体。若能经常如此,其功效胜过服食人参茯苓之类的补药。以往吕洞宾真人有话说:一天过得清闲就等于做了一天仙人,六神(指眼、耳、鼻、舌、身、意)和合自然很安定;丹田之气充足便是珍宝而不必另外寻求养生大道,对镜照耀没有杂念在心也不必祈神拜佛。白羊山人(道家人物)有话说:无事之时在此静坐,一天抵得两天;假若活到七十岁,就等于活了一百四十年。这些都是安定内心和展示性情的论说,我们应当视之为座右铭,将其奉为养生的标准和模式。通导筋骨则形体健全,剪断情欲则精神健全,语言恭敬谨慎就会福气齐全。能够保证做到这三全,即可称得上是圣贤。这些都是《洞灵经》(道家经典)中的话。所谓导筋骨,即锻炼筋骨,使人身体健全;所谓剪情欲就是节制七情六欲,而保全人体神气;所谓靖言语,就是不说不三不四的牢骚话,免得招来祸害,所以能够保全福气。诸位弟子必须懂得这些道理。

人体内的五脏,按照五行生克关系来说,是最应当珍惜保重的。不受恩宠与荣辱的惊扰,肝木自然安宁;行动与静止讲究恭敬谨慎,心火自然安定;饮食有节制,脾土不会发生泄泻;调理呼吸而减少言语,肺金自然能保全;恬淡宁静而无嗜欲,肾水自然充足。知道这些,也就有可能保全脏器。《三茅经》(道家著作)说:体内谷食虚少适应发声,心内虚静适应养神,神虚则适应养气,气虚则适应养精。虚到极点就明亮,明到极点即晶莹,超越了精神,而且没有死生。精从内部固守,气从外部产生,精与气聚合在一起,就可以延寿长生了。

｛名著选录｝

青云老人曰：耳乃精之窍，若逐于声，即精从声耗而不固；目乃神之窍，若荡于色，即神随色散而不凝；口乃气之窍，若多语言，即气随言走而不聚。吾人欲得长生，若不于此三大关键收拾向里，鲜有是处。忘形以养气，忘气以养神，忘神以养虚。只此一忘字，便是无物景界，无上妙法。六祖曰：本来无一物，何处惹尘埃？可谓善忘之极。

食物忌五荤，此释道两家所同戒。所谓五荤者，释家指葱、薤、韭、蒜与蕖；道家则以韭、蒜、芸薹、胡荽、薤为五荤；医家则以葱、蒜、韭、蓼、蒿荠为五荤。五荤亦称五辛，盖皆辛辣之味。夫辛辣之味，最足以乱神伤气，而助长其邪念者，故静修之士戒之。乱神伤气，是促命之征。故欲得延龄保命之方者，亦宜避之。至于以生物为荤者，在俗则然，不尽是也。酒能乱神，肉能迷性，故禅家戒之。烟能蒙智，火能焚身，故道家戒之。皆安神定性，长寿法也。心牵于事，火动于中，心火既动，真精必摇，真精摇而死机伏矣。

故曰心能杀性,则可永年。心随境转,境逐心生。若要心定,世人爱者,唯我不爱;世人做者,唯我不做。红尘万缘,勾引不动,自然心意静。故心静生慧,心动生昏。(未完)

{帮您解读}

青云老人说:耳朵是精的门窍,如果追逐美声不止,精就会从声响中多加消耗而不能固护;眼睛是神的门窍,如果放荡于色欲,神就会随着色欲的耗散而不凝聚;口是气的门窍,倘若说话过多,气就会随着说话散失而不聚积。我们要想求得长生,如果不在这三个最为关键的方面,加以控制和把住,那就很少有可取之处。忘掉形体来养气,忘掉气来养神,忘掉神来养虚(保持心中虚静而无杂念)。只有这个忘字,便是一个没有物的景象和境界,是最高的巧妙方法。佛家六祖(指唐代僧人惠能)说:本来无一物,何处惹尘埃? 可说是善忘到极点了。

食物忌五荤, 这是佛家和道家所共同禁戒的。所谓五荤,佛家指的是葱、薤(藠头)、韭、蒜与蕖(芋头);道家则将韭、蒜、芸薹、胡荽(芫荽)、薤称为五荤;医家则把葱、蒜、韭、蓼(如酸模叶蓼)、蒿荠(如茼蒿之类)当作五荤。五荤又称五辛,因为都具有辛辣之味。大凡辛辣之味,最足以使人乱神而伤气,会助长其邪欲的念头。所以讲究清静修养的人要禁戒它。神乱而气伤,是致使寿命短促的征兆。所以想要延长年寿和保养生命的人,也应当避开这类食物(按:葱、蒜、韭、薤等五辛之类的食物,大多具有良好的保健功效,除了眼病和某些疾病患者之外,大多数人都是可以食用的,故禁五辛之说并不可取)。至于把有生命之物(动物)当作荤食,民间就是这么看待的,未必全对。酒能使人乱神,肉类能迷惑人的性情,所以佛家禁戒它。吸烟能蒙蔽人的才智,火能焚烧身体,所以道家要禁戒它。这些都是安定心神与性情的长寿方法。心中牵挂着事情,心火就会内动,心火既被扰动,真精必定被动摇,真精摇动而死亡的机制也就潜伏在其中了。所以说心能抑制性情,就可以年寿长久。心随着环境而转移,环境也随即对心发生影响。若要内心安定,就当做到世人所爱的,唯独我不爱;世人所做的,唯独我不做。红尘(人世间)万缘(万种因缘),不论怎样勾引也不

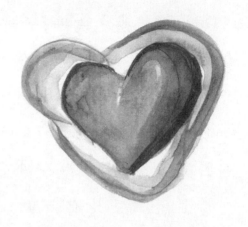

动心,自然心态安静。所以心中安静就能产生智慧,心中躁动就会昏乱。

⁂名著选录⁑

呼吸之道,长生之诀。天门常开,地户常闭。息息绵绵,勿令暂废。吸至于根,呼至于蒂。子谓之神,母谓之气。故前人诗曰:神是性兮气是命,神不外驰气自定;本来二物互相亲,失却将何为本柄。李靖曰:心归虚寂,身入无为;动静两忘,内外相合。一到此时,精自然化气,气自然化神,神自然还虚。

六气者,一吹、二呼、三嘻、四呵、五嘘、六呬,佛家却内病之法也。有颂曰:心配属呵肾属吹,脾呼肺呬圣皆知,肝若热来嘘字至,三焦壅处但言嘻。诸生

知治脏长生之诀乎?听我细细道来。人身内脏,最易染病;若不即治,死机伏矣。此吹、呼、嘻、呵、嘘、呬六字,真乃无上妙法,可治一切内脏之病。无病者行之,亦可灭绝妄念,远避邪魔也。每日子后午前,瞑目静坐,叩齿咽津,轻念此六字。如心有病,则叉手顶上,轻呵三十有六度。如病在肾,则双手抱膝,轻吹三十六次。如病在肝,手叉玉枕,睁目微嘘三十六次。如病在肺,双手后反,微呬三十六次。如病在脾,则双手贴腹,喋口轻呼三十六次。如三焦积热,则仰卧瞑目,轻嘻三十六次。此无上妙法,庸人不知,唯行过者知之耳。予年未三十,即得此诀。持久行之,垂百十年,至入道未止也。(未完)

⸬帮您解读⸬

呼吸的原则方法,就是长寿要诀。天门(指鼻孔等上窍)常开,地户(指二阴等下窍)常闭。呼吸细缓绵长,不可暂时废止。吸气深入到下腹阴部,呼气直至肺部废气全部出尽。神为子而气为母,所以前人有诗句说:神气就是性命,神不离舍外驰则气自然安定。神气二者本来互相亲近,如果离散了生命就无法维持。唐代李靖说:心归于虚寂之状,身则处于无为之态;动静两相忘记,内外互相结合。每到这个时候,精自然会化为气,气自然会化为神,神自然会回到虚无状态。

所谓六气,即一吹、二呼、三嘻、四呵、五嘘、六呬,这是佛家消除内脏病的方法。有歌诀说:心配属呵肾属吹,脾呼肺呬圣皆知,肝若热来嘘字至,三焦壅处(阻塞)但言嘻。诸位弟子知道治疗脏病长生的要诀吗?听我细细地说来。人体内脏,最易染上疾病,如不立即治疗,死亡的机制就埋伏了。这吹、呼、嘻、呵、嘘、呬六字,真正要算是无比的巧妙方法,可以治疗一切内脏疾病。没有病的人推行它,也可以消灭一切胡思乱想和妄念,远远避开病魔邪气。每天子时以后午时以前,闭目静坐,叩齿吞咽口中津液,轻轻地念这六个字。若心脏有病,便两手相叉放在头顶,轻轻地念呵字呼气三十六次。如病在肾脏,便双手抱膝,轻轻地念吹字呼气三十六次。如病在肝脏,双手叉住头部的玉枕穴,睁开眼睛微念嘘字呼气三十六次。若病在肺脏,双手后反,微念呬字呼气三十六次。如病在脾脏,便双手贴住腹部,嘬口轻念呼字呼气三十六次。如果三焦有积热,便仰卧闭目,轻念嘻字呼气三十六次。这是无比巧妙的方法,俗人不知道,唯有实际做过的人才知道。我在未满三十岁时,就得到了此一妙诀。长期坚持推行,约有百十来年,直到拜师入道之后也未停止过。

〔名著选录〕

诸生宜谨志之:贪嗔痴爱,贼人最甚;如能远此,即是长生之道。此司马真人(即唐代养生家司马祯,著有《天隐子》《服气精义论》等书)所以谓:常默元气不伤,少思慧烛内光;不怒百神和畅,不恼心地清凉。不求无谄无骄,不执可圆可方;不贪便是富贵,不苟何惧君王?味绝灵泉自降,气定真息自长。触则形毙神游,想则梦离尸僵。气漏形归后土,念漏神趋死乡。心死方得神活,魄灭然后魂强。转物难穷妙理,应化不离真常。至精潜于恍惚,大象混于渺茫。造化不知规准,鬼神莫测行藏。不饮不食不寐,是谓真人坐忘。此则入道辟谷之谈,进一层之功夫也。悲辛愤怒,死之机也。犯其一即足病一身,而促其寿命,可惧乎!

昔谭景升有曰:悲则两泪,辛则两涕,愤则结瘿,怒则结疽。心之所欲,气之所属,无所不育。邪苟在此,正则在彼。是以大人节悲辛,戒愤怒,得灏气之门,所以收其根。知元神之囊,所以韬其光。若蚌内守,若石内藏,所以谓之珠玉之房。此中奥旨,诸生知之乎?宜探求之。今人精从下流,气从上散,水火相背,不得凝结,皆是此心使然。苟爱念不生,此精必不下流;苟忿念不生,此气必不上炎。一念不生,万虑澄澈,则水火自然相交矣。

昔者有人问于高尚子曰:长生有诀乎?愿闻其教也。高尚子曰:万事皆有诀,而其诀唯一。夫形者生之舍也,气者生之元也,神者生之制也。形以气充,气耗形病;神依气住,气合神存。修真之士,法于阴阳,和于术数,持满御神,专气抱一。以神为车,以

气为马,神气相合,可以长生。(未完)

帮您解读

诸位弟子要谨慎地记住:贪婪嗔怒痴爱,损伤人体最为厉害,如能远离这些,便是长生延寿之道。这就是司马真人之所以说:经常沉默元气不受损伤,减少思虑智慧之烛在体内闪光。不愤怒则百神调和畅顺,不烦恼则心地清凉。不求利而无谄媚骄横之态,不固执则灵活而可圆可方。不贪婪便是富贵,不苟且为何要惧怕帝王?戒绝厚味自然津液泌出,气安定呼吸自然绵长。触犯大道则形体毙而神外游,念想太多在梦幻中使人变成僵尸。元气漏泄形体就会入土,念想漏泄精神会速往死亡之乡。心死(指无思虑)才能使神活,魄力灭而后魂能增强。事物转换难以穷尽妙理,适应变化离不开真确的正常规律。最精要的潜伏在恍惚不定之中,大的景象混迹于渺渺茫茫之中。大自然变化无穷难以确知,即使是鬼神也无法窥见其行动或潜藏的踪迹。不饮水不吃食物也不睡卧,这叫真人(精通养生的人)所采取的坐忘措施。这是深入修道奉行辟谷之术的说法，是进入高一层的功夫。悲哀辛酸愤怒，这是死亡的机制。违犯其中一条就足可以导致一身疾病，而会缩短人的寿命，真可怕啊！

以往谭景升有话说：悲伤则两眼流泪，心酸则两鼻孔流涕，气愤则易生瘿瘤，大怒易长痈疽。心中所想要的，气之所属的，没有不生灾酿病的。假若邪气在这里，正气就在那里。因此大人(养生家)节制悲伤与辛酸，禁戒愤怒，得到了养浩然之气的门径，所以能获取养生的根本；知道元神所居之囊，所以能遮蔽其光。如蚌体之内守，若宝石之内藏，所以叫作珠玉之房。这其中的奥妙旨趣各位弟子知道吗？应当深深地探求和研究它。现今之人阴精从下体流失，元气从上体流散，像水火互相对立，不可能凝结在一起，都是这心(指心中的欲念太多)所造成的。假若情爱的念头不产生，这阴精就必定不会往下流；假若愤怒的念头不产生，这体气也绝不会往上炎。一个杂念不产生，万种思虑清朗澄澈，水火(肾

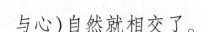

与心)自然就相交了。

以往有人询问高尚子说:长生有诀窍吗?愿听从先生指教。高尚子回答说:万事都有诀窍,只取其中一个。形体是生命的房舍,气是生命的始元,神是生命的机制。形体要充满元气,元气耗散人体就会生病。神要依靠元气才能保住,元气聚合神就能保存。讲究修炼的真人(精通养生之士),取法于阴阳变化的规律,与养生之道相和合,驾御其神而保持饱满,专心致志以保养元气。把神当作车,把气当作驾车的马,神与气紧密结合,这样就可以长生延寿。

名著选录

青云老人曰:求道不难,求知也难。若能尽其知,则道可自悟。昔人云:知宇,故无不容也;知宙,故无不足也;知德,故无不安也;知道,故无不听也;知物,故无不然也。知一而不知道,故未能里(理)也。昔行不知所如,而求者必惑;索所不知,求之象者则必弗得。此盖言理明则不惑,不知道者,妄生意想。居不知所谓,行不知所之;此非有先知先觉者觉其迷途,如何解得苦厄?疑似之情,最足迷人;偶一不慎,即入歧途。而使人之大速者,必事物之相似也。玉人之所患,患石之似玉也;相剑之所患,患剑之似吴干;学道者之所患,患道之旁门。两疑似之间,仙凡自别。非有大根基大智慧者,一时曷克辨此疑似?

世之人耘耘于是非者众矣,然无真是非也。天下之是非,本无一定,特各是其所善而非其所恶。求是者,非求合理也,求合于己者也;去非者,非去邪也,去忤于心者也。如此是非,宁能算真?故我以为与其如此,不如无是无非。不管他是非之为何,倒可免去一重好恶之心。人有以鸡与卵二物而询于青云老人:卵乃鸡所生,鸡乃卵所哺,循环相因。当其始也,果先有卵乎?抑先有鸡?若谓先有卵,则鸡尚无有,卵从何来?若谓先有鸡,则卵尚未生,鸡从何出?斯理果若何也?愿闻教焉。青云老人笑应曰:子未能穷物理,而犹有是非之见亘于胸也。生化之事,万物皆然也,何独于鸡与卵而斤斤乎?当天地之未分也,鸿濛一气,浑然无极,阴阳未分而万物无育也。及两仪定,四象分,于是乎有天地,有人类,有万物。子亦知天地果何由而判?人类万物果何由而生?谓非阴阳生化之妙用耶?子于自身之来,置之度外,而徒以鸡卵之先后为难。使予是此,则子必是彼;予是彼,则子必是此。是非之见,萦绕于胸,欲悟大道,其难乎哉!(未完)

﹛帮您解读﹜

青云老人说:寻求养生之道并不难,而要真正知晓却比较难。如果能尽力知晓,则大道可以自己领悟。过去有人说:知道宇(四方上下曰宇),所以能够无所不容(喻空间无限大);知道宙(古往今来曰宙),所以没有不满足的;知晓德,因而无处不安定;明白道即通晓自然规律,所以没有不听从的;懂得物,故一切都能顺其自然。知道一点儿而不知晓规律,故不可能掌握事物原理。以往行动不知前进方向,而探求者必定感到迷惑;要想探索所不知道的东西,只从表面现象上去观察研究,就必定不可能得到真知灼见。这大概是说，只有真正明白道理才不会感到迷惑。不懂得道理，胡乱地加以想象，居住时不知自己该做什么，行动时也不知自己该往何处去。这除了先知先觉的人能觉察是迷惑之途，又怎么能够摆脱苦难呢？似是而非的情景，最足以迷惑人；偶有不慎重之处，便会误入歧途。而使人大为迷惑的，必定是两个事物很相似。经营玉器者所忧患的，是一块石头很像是玉；收藏刀剑的人，就怕一把普通剑很像是吴国(按：应为楚国)的干将等宝剑；学习养生之道的人，就怕被旁门左道所蒙骗。在似是而非的中间，仙人与凡人自然有区别。如果不是习道很有根底与大智慧的人，短时间内又怎么能够明是非疑似呢？

　　世上忙忙碌碌地奔走于是非场中的人已经很众多了，然而并没有真正弄清楚是和非。天下的是非，本来是不固定的。只是各人认为好的就断定为是，感到可恶的就断定为非。求是的人，并非寻求合理，只求合乎自己的心意；去掉非，也不是去掉邪恶,而是去掉忤逆自己心意的。这样确定的是非,哪能算真是真非呢?所以我认为与其这样,不如无是无非的好。不管事情的是非如何,倒可免去一种好恶之心。有人用鸡和鸡蛋两种东西来询问青云老人:鸡蛋为鸡所生,鸡又由鸡蛋孵化而来,互相循环成为因果。当开始的时候,果然是先有鸡蛋吗?抑或是先有鸡呢?如果说先有鸡蛋,那么鸡尚且没有,蛋又从哪里来呢?倘若说先有鸡,那么鸡蛋尚未产生,鸡又从哪里化生而来呢?这个道理到底在哪里?愿意听从您的教诲。青云老人笑着回答说:你未能弄清事物的原理,而胸中还保存着是非的观念。生长变化之事,万物都是如此,何必为鸡与鸡蛋的事斤斤计较呢?当天地尚未分开的时候,混沌一气,浑然无极(无形无象的宇宙原始状态),阴阳没有分开而万物不会生育。及至两仪(指天地或阴阳)确定,四象(指春夏秋冬四季或木火金水所对应的东南西北四方)区分,于是乎就有天地、有人类、有万物的出现。你知道天地是因为什么而分开的吗?人类和万物又是由于什么才诞生的呢？
难道不是由于阴阳化生的妙
用吗？你对自身的来历，尚且
置之度外，而徒然提出鸡与鸡
蛋的先后作为难题来质疑。假
使我肯定这一个，你必然肯定
那一个；我肯定那一个，你必
然肯定这一个。对是非的见
解，萦绕在胸上，要想领悟养
生大道，大概很难啊！

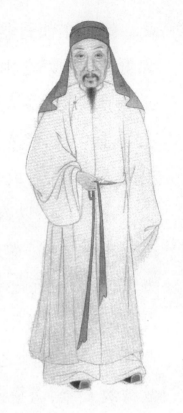

⪤名著选录⪥

　　青云老人曰：人徒知伪得之中有真失，殊不知
真得之中亦有真失；徒知伪是之中有真非，殊不知
真是之中亦有真非。故圣人不言是非。盖蜘食蛇，蛇
食蛙，蛙又食蜘蛆，相循无已。是非果何在也？若以
是非争是非，则天下之是非愈炽，若付是非于不闻
不问，不议不论，而天下之是非自息矣。此即我顷所
谓无是无非也，乃养生保命之大关键。诸生其谨志

之。好恶亦如是非，而即生于是非。若能无是非，即无好恶。无好恶则一尘不染，可以入道。毁誉之来，正不可测。庸俗人也，因人之毁而生怒，因人之誉而生喜。喜怒之情生，而心神乃因之扰乱而不宁矣。若有道之士，人之毁也顺而受之，人之誉也谦而却之，心中湛然。不以人之毁也而勃然以怒，亦不以人之誉也色然而喜。如此则心神泰然，朗彻如镜。此引年妙诀，人人得而宝之者。且医家之言曰：暴怒可以伤肝，喜极可以伤心，过悲足以伤肺，多恐足以伤肾。此可见喜怒哀乐之情，皆足以伤人。庸人不知此也，故欲致长生，必摒除喜怒。（未完）

﹛帮您解读﹜

青云老人说：人们徒然知道虚假所得之中有真失，却不知道在真得之中也有真失；徒然知虚假的肯定之中有真非，却不知道在真正的肯定之中也有真非。所以圣人不谈论是非。大凡蝍蛆即蜈蚣吃蛇，蛇吃青蛙，青蛙又吃蜈蚣，事物互相循环而已，是非到底在哪里？如果用是非来争是非，那么天下的是非争论愈加炽烈;倘若将是非搁置起来不闻不问,不争辩议论,而天下的是非也就停止了。这就是我刚才所讲的无是无非之意,乃养生保命中的头等重要问题。诸位弟子当谨慎地记住这一点。好恶也好比是非,而且是从是非中派生出来的。假若能做到无是非,也就不会有好恶。没有好恶就能一尘不染,可以深入研究养生大道了。毁谤与赞誉的到来,正是不可预测的。庸俗之人,因别人的毁谤而发生愤怒,因别人的赞誉而喜形于色。喜怒的情志一旦产生,心神也就被打扰得不能安宁了。如果是有道之士,对人家的毁谤能够顺从地承受,对别人的赞誉能谦虚地予以辞谢,心中清澄明白。不会因人家的毁谤而勃然大怒,也不会因别人的赞誉而喜形于色。这样就能心神安泰,朗彻如明镜。这正是延年益寿的妙诀,人人个个都要珍重这一点。况且医家有话说:暴怒可以伤肝,大喜到了极点会伤心,过度悲哀足以伤肺,恐惧过多会伤肾。由此可见喜怒哀乐等情志,都可能损伤人。平庸之人不懂得这一点,所以要想长生延寿,必须摒除喜怒(均指大喜大怒)。

名著选录

青云老人曰:呼吸之道,为养生保命之元,予前已数言之矣。夫静极而呼,如春沼鱼;动极而吸,如百虫蛰。春鱼得气而动,其动极微;寒虫含气而蛰,其蛰无迹。调息者须似之,绵绵密密,幽幽微微。呼则百骸万窍,气随以出;吸则百骸万窍,气随以入。调之不废,真气从生。人之生死老病,皆宜于真气中求之。

欲界、色界、无色界,是为三界。心忘念虑,即超欲界;心忘缘境,即超色界;心不着空,即超无色界。离此三界,神居仙圣之乡,性在清虚之境矣。含眼光,凝耳韵,调鼻息,缄舌气,是谓和合四象。眼不视而魂在肝,耳不听而精在肾,舌不声而神在心,鼻不香而魄在肺,四肢不动而意在脾,是谓五气朝元。精化为气,气化为神,神化为虚,是谓三化聚顶。

孙真人《入道歌》(即《孙真人铭》)曰:怒甚偏伤气,思多大损神。神疲心易役,气弱病相萦。勿使悲欢极,常令酒食匀。再三防夜醉,第一忌晨嗔。亥寝鸣云鼓,寅晨漱玉津。妖邪难犯己,精气自全身。若要无诸病,常当节五辛。安神宜悦乐,惜气保和纯。寿夭休论命,修持本在人。君能遵此理,平地可朝真。此歌言虽俚,而其意却深。若能善参透,妙道自在中。

庄子曰:夫醉者之坠车,虽疾不死。骨节与人同,而犯害与人异,其神全也。乘亦不知也,坠亦不知也。死生惊惧,不入乎其胸中,是故逆物而不慑。彼得全于酒者而若是,而况得全于天乎?圣人藏于天,故莫之能伤也。此非言醉足以保命,乃言全于神全于天者之足以永年耳。(未完)

{帮您解读}

青云老人说:呼吸的方法,乃养生保命的根本,我在前面已经多次说过了。静止到了极点就呼气,像春天池沼中的鱼;活动到了极点就吸气,如百种昆虫蛰伏一般。春天的鱼得到气就动,其动作极其轻微;寒冷时昆虫含气而蛰藏,其蛰伏没有踪迹。调理呼吸的人也必须这样，绵长细密，幽深轻微。呼气时全身百骸万窍就会跟着一起呼气；吸气时全身百骸万窍也会跟随着一起吸气。调理呼吸不废止，真气从而产生。人的生老病死，都应在真气中求得解决。

欲界、色界、无色界，这就叫做三界。心中忘记思虑杂念，就可超越欲界；心中忘记因缘牵绕之境，即可超越色界；心中不着空幻之想，便可超越无色界。离开了这三界，心神将会安居于仙圣之乡，性情也就处于清虚之境了。眼光内含，百听内凝，调理鼻息，缄默口舌，这就叫做四象和合。眼不视物而魂在肝(肝藏魂且开窍于目)，耳不听声而精在肾(肾藏精而开窍于耳)，舌不发声言谈而神在心(心藏神而舌为心之苗，舌又是发音器官之一)，鼻不闻香气而魄在肺(肺藏魄而开窍于鼻)，四肢不动而意在脾(脾藏意而主肢体肌肉)，这就叫五气朝会回归始元。精化为气，气化为神，神化为虚空，这就叫三化聚合到了顶点。

孙真人即唐代孙思邈有一首《入道歌》(诸家文献称之为《孙真人铭》)说:愤怒太过就会伤气,思虑太多会损伤精神。精神疲惫心思易被役使,正气虚弱疾病就来缠绕。凡悲哀欢乐等情志不可太过,经常保持酒食均匀而有节制。再三提醒注意防止夜晚醉酒,第一要禁戒的是早晨嗔怒。亥时就寝鸣云鼓即叩齿发出响声三十六下,早晨起床时含漱口中津液。妖邪不能侵犯自己,精气自然保持在全身。如果想要没有各种疾病,经常当注意节制五种辛辣食物。(按:五辛有多种说法,一说指葱、蒜、韭、薤等辛辣食物;一说五辛实指五味,言五味太偏会招病。)安定精神宜喜悦快乐,爱惜元气以便保持和谐纯正。年寿长短并非天命所定,修炼与推行养生之道在于各人自己掌握。倘若能够明白这个道理,亦可在平地上修炼成为真人(精通养生之道的高寿者)。孙思邈的这首养生歌诀虽然很通俗,而其意义却很深远。如果能够善于深入领悟和理解,精妙的道理也就在其中了。

　　庄子曾说(其原话见于《庄子·达生》):一个醉酒之人从车上坠落下来,虽然有伤痛却不会死。其骨骼肌肉与别人相同,而所受伤害的程度却与他人相异,因为他的精神很健全。乘坐车子他不知晓,坠落下来他也不知晓。对死生的惊吓与恐惧,全都不会放在他胸中,所以遇到外物刺激也不恐惧。他得益于酒而能够保全得这样,何况是得益于天即顺从自然规律呢?圣人就是靠藏于天即顺从自然规律来保全的,所以没有谁能伤害他。庄子的话并非说醉酒能够保命,意思是说若能使精神保全于天即顺从自然规律,就肯定能够延年益寿。

〖名著选录〗

　　古人云:长生须伏气。自周天而历时日年劫,唯伏此气。有一小周天之所伏,有一大周天之所伏,一日之所伏,一年一劫之所伏。或暂或久,而能善伏者,真有道之士也。此气大定,则不见其从何而伏始,亦不见其从何而伏终。无始无终,亘万古而无一息,形与神俱空俱尽,斯谓之形神俱妙之境也。夫人之生死大关，只一气也，圣凡之分，只一伏气也。藏伏者，深藏归伏于元气之根；降伏者，受摄严密而不许驰于外。此二事乃防危虑险之法也。

夫欲修真者，先除邪行外事，都绝无于心。然观正觉，觉一念起，即须除灭，随起随灭，务令安静。虽非的有贪着，浮游乱想，亦尽灭除。昼夜勤行，须臾不替。唯灭动心，不灭照心。但冥有心，不冥虚心。不依一法而心常住。此法玄妙，利益甚深。

饮食起居，最宜留心。兹将其宜忌之处，举告诸生。面要常擦，目要常揩，耳要常弹，齿要常叩，背要常暖，胸要常护，腹要常摩，足要常搓，津要常咽，腰要常揉。此宜之处，须留心也。忌早起洗头，忌阴室贪凉，忌湿地久坐，忌冷着汗衣，忌热着晒火，忌出汗扇风，忌灯烛照睡，忌子时房事，忌凉水着肌，忌热火灼肤。此忌之处，尤须格外留心者。此外犹有所谓伤者十有八：久视伤精，久听伤神，久卧伤气，久坐伤脉，久立伤骨，久行伤筋，暴怒伤肝，思虑伤脾，极忧伤心，过悲伤肺，至饱伤胃，多恐伤肾，多笑伤腰,多言伤液,多唾伤津,多汗伤阳,多泪伤血,多交伤髓。皆宜随时留心。凡此宜、忌、伤三者,如犯其一,身形即病,非用禅家六气治病之法治之不可。(完)

帮您解读

古人说:长生必须要伏气(使元气藏伏)。从一个周天而或经历时辰、日子、年月、直到一劫(劫是佛家名词,实为梵语音译"劫波"的略称,以一灭一生称为一劫,也可将劫理解为一生一世之意),唯有伏藏这个元气。有一个小周天(道家气功功法名称,全称为阴阳循环一小周天)所伏藏之气,有一个大周天(道家气功功法名称,全称为阴阳循环一大周天)所伏藏之气,一天所伏藏之气,一年一劫所伏藏之气。或短暂,或长久,能够做到善于伏藏其元气的,才真正称得上是有道之士(精通养生之道的人)。这元气大定了,却不知道从何时开始伏藏,也不知道到何时伏藏终结。没有开始也没有终结,贯通万古而不止息,形体与精神都能空虚和安静。这就叫做形体与精神都很高妙的境界。一个人的生死大关,只在乎一口气。圣人与凡人的区别,只在乎能否伏藏其气。能够藏伏的人,深藏其气归伏与元气的根本;下降而伏藏其气的人,要使气固摄严密而不许驰越于外。这两件事乃考虑防范危险的重要方法。

要想修炼成为真人的人,先要除掉邪恶的行为与身外事务,都要做到此类杂念绝对不可保留在心上。要观看其正式的觉悟,感到有邪念产生,就必须立即消灭,随时产生便随即消灭,务必使之安静。虽然不是确有贪心,凡一切浮思乱想,也必须尽力消灭。昼夜都勤快地这样做,即使是很短的时间也决不改变。只消灭浮动的心思,不消灭明亮的心思。只消除有杂念之心,不消除空虚之心。不依靠某种方法却保持内心固守安定,此种方法就是最巧妙的方法,其所得利益是很深远的。

饮食起居,是最应留心注意的。在此特将其宜忌要点列举出来,告诉诸位弟子。脸面要经常擦洗,眼睛要经常揩摩,耳朵要经常弹一弹,牙齿要经常叩击,背部要保持温暖,胸部要常加保护,腹部要经常按摩,足部要经常搓揉,津液要经常吞咽,腰部要经常按揉,这些适宜的措施,必须留心做到。禁忌早晨起床后便洗头,禁忌在阴冷的房间里贪凉,禁忌在湿地上久坐,禁忌穿汗湿了的冷衣服,禁忌穿刚刚日晒或火烤过的热衣服,禁忌在出汗后扇风,禁忌在灯烛之光的照耀下睡眠,禁忌在子时(23-1点)过性生活,禁忌用寒冷之水冲洗肌体,禁忌用炽热的火灼烤皮肤。这些禁忌要点,尤其应当留心注意。此外还有所谓十八种伤害值得关注:视物太久会损伤阴精,听得太久会伤神,睡得太久会伤气,坐得太久会伤血脉,站立太久会伤骨,行走太久会伤筋,暴怒不止会伤肝,思虑太多会伤脾,忧虑之极会伤心,过度悲哀会伤肺,吃得太饱会伤胃,过于恐惧会伤肾,笑得过度会伤腰,言语太多会伤阴液,唾痰过多会伤津液,出汗太多会伤阳气,流泪太多会伤血,交媾太多会伤骨髓。这些都要随时加以留意。大凡在此所讲的宜、忌、伤三个方面,如违犯其中一条,身体就会生病,必须采用佛家所说的六气治疗方法不可。(所谓佛家六气治法,实指前面所说的吹、呼、嘻、呵、嘘、呬六字呼气方法。)

{专家点评}

这篇"青云老人语录",全文约有六七千字,篇幅很长,内容更是十分丰富。

虽说李青云享年256岁之说难以令人置信,但他毕竟是一位年寿远超常人的高寿者。他兼采儒、道、佛三家摄生保养之长,结合自己丰富的颐养实践经验和体会,发表了不少精辟的论述和真知灼见。这一切,在此篇语录中也得到了充分的反映。故其所论弥足珍贵。

本篇一开始就指出,所谓神仙之道就是长生之道,所谓神仙,实际上指的就是年寿远超常人的高寿之人。要想当神仙,也就是要想求得长寿,关键在于"清心寡欲"。倘若"自己不肯清心寡欲",则"求道愈切,去道愈远",最终将会导致"自病其心而不可救"。

　　要求长生之道,首先必须居心善良,只做好事,不做坏事。不论善恶大小,一律取舍分明。勿以善小而不为,勿以恶小而为之。须知"作一分善,道坚一层;作一分恶,道即远离"。善有善报,恶有恶报,种善因得善果,种恶因得恶果,最终均将自食其果。其次要去欲,即除去名利、荣辱、得失的念头,除去声色之欲,除去各种嗜欲,保持内心虚空寂静,做到恬淡虚无,精神内守,物我两忘,神清心静。倘能达到"不以荣辱劳其心,不以生死戚其神"的境界,就要算是真正掌握"延龄保命之方"了。

　　讲究养生就必须正视现实,珍惜此时此刻,一切要从当今做起,不可延误。如说:"故养生者,以养气为第一要务。千生万劫,只在此生。一生百年,只在此日。此日一信,历万劫而不磨;此日一疑,度百年而若梦。人身难得,自性难明。珍重当下机缘,莫教当面错过。"李青云的这番话,就是强调要平平淡淡,安安稳稳,踏踏实实,快快活活地过好每一天。我们平时常说,空谈误国,实干兴邦。其实养生之道也是这样，空谈误事，实干健身。摄生颐养之道再好，关键在于付诸实践。对此道必须深信不疑，抓住时机，从当今做起，从每一件小事和细节做起，自可获益良多。否则错过时机，或者光说不做，就只能"一生受迷"了。

由于李青云善于颐养，身体十分健康，曾有人怀疑他是神仙或剑客(侠客)之类的人物。于是他介绍了自己一段亲身养生经历，用事实加以辩驳。他说："予年四十而不动心，故心常泰然。心泰而神宁，神宁而一切疾病远，身常康乐。五十入山采药而遇野叟(老农民)，纵之不能及。他日又遇之，询其术，则出野果相授曰：常服此耳。其果非他，盖杞子(枸杞子)也。自是每日服三钱，久而身轻步健，行百里不倦，亦能速于恒人矣。此药之功也，神仙剑客云乎哉？"李青云在上山采药的过程中，从一位老农民那里得到了一个保健方，那就是每日嚼服枸杞子三钱(9克)，如此长期坚持服用，竟然收到了"身轻步健，行百里不倦"，以及速度快于常人的良好效果。

他肯定这是坚持服食枸杞子这类药物的功效,而与什么神仙剑客毫无关系。

枸杞子为茄科植物枸杞的成熟果实。其性平而味甘,入肝、肾、肺经。功能滋补肝肾,明目,润肺。主治肝肾阴虚,头晕目眩,视力减退,腰膝酸软,遗精,消渴,阴虚劳嗽等。《神农本草经》言其"主五内(脏)邪气,热中消渴,周痹风湿。久服坚筋骨,轻身不老,耐寒暑。"唐代名医甄权说它"补精气诸不足……明目安神,令人长寿"。《食疗本草》认为它"坚筋骨,耐老,除风,去虚劳,补精气"。《本草纲目》则说它"滋肾、润肺、明目"。现代药理研究表明,枸杞子含胡萝卜素、硫胺素、核黄素、烟酸、抗坏血酸、β-谷甾醇、亚油酸、甜菜碱、玉米黄质、酸浆果红素、多种氨基酸,以及钙、磷、铁等多种矿物质和微量元素。有关科学实验证明:枸杞子具有促进或调节免疫功能、抗衰老、降血脂、降血糖、降血压、促进造血功能乃至抗癌等作用。同时本品已被视为很有前途的抗衰老药物,正在受到高度重视。由此可知,李青云对枸杞子保健功能的论述是完全可信的。

在此顺便说一句，经常将枸杞子泡水代茶饮服，能有效地预防肾结石。据媒体报道，第二军医大学泌尿外科的专家发现，枸杞多糖(枸杞中的主要活性成分)可减少肾内草酸钙结石的形成。无论将枸杞子冲泡还是煎服，均可起到抑制肾结石形成的作用。中南民族大学一位植物学教授，还发现枸杞水对肾结石有治疗作用。据她撰文介绍，其父用来泡枸杞水的暖瓶内壁上一点水垢都没有，而另一只装开水的暖瓶内壁却布满了水垢。由此可以佐证枸杞水溶解肾结石的作用绝非偶然。"肾为先天之本"，枸杞子对肾脏有如此良好的养护作用，自然有利于人体的健康长寿。

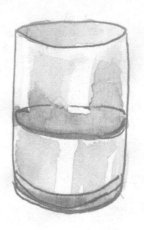

李青云最为重视思想情志调养，认为对喜怒哀乐一定要严加控制，绝对不可

任意放纵。只要自己的思想言行很端正，就不在乎他人的毁谤与赞誉，绝不可闻赞誉则喜，闻毁谤则怒，要用超然的态度看待这一切。他说："若有道之士，人之毁也顺而受之，人之誉也谦而却之，心中湛然。不以人之毁也而勃然以怒，亦不以人之誉也色然而喜。如此则心神泰然，朗彻如镜。此引(延)年妙诀，人人得而宝之者。"又说："暴怒可以伤肝，喜极可以伤心，过悲足以伤肺，多恐足以伤肾。由此可见喜怒哀乐之情，皆足以伤人。庸人不知此也。故欲致长生，必摒除喜怒。"大怒、大悲、大恐之害是人所共知的，那么大喜怎么也有害呢？因为大喜伤心，其人就会由于过度兴奋而干出失去理智的事来，往往会因此而导致悲剧性的后果。据媒体报道，2013 年 6 月的一天，在浙江宁波打工的湖南青年刘伟强(化名)，正在为不久之前新做爸爸一事感到无比欢欣。他在为 2 个月大的女儿换尿布时，不觉心中大喜，便乘着高兴劲儿将女儿抛起来取乐，不料第三次抛起后失手而未能接住，致使女婴摔落到水泥地板上,导致头部严重损伤而流血不止,送到医院经抢救无效死亡。医院得知死因后报了警,刘伟强因误伤人命而被刑拘,并被判刑 1 年 6 个月。真是乐极生悲,泰极否来。刘伟强为此后悔不迭,此事不但对自己精神打击很大,而且对其妻子的精神打击和身心健康的损伤将会更大。由此可知,李青云所说"故欲求长生,必摒除喜怒"一语,不但很有道理,而且十分值得人们深深地铭记。

李青云认为,一个人的精神很安定也就是心理情志很健康,有利于预防疾病。他特别引述了《庄子·达生》中的一段论述,他说:"庄子曰:夫醉者之坠车,虽疾不死。骨节与人同,而犯害与人异,其神全也。乘亦不知也,坠亦不知也。死生惊惧,不入乎其胸中,是故逆物而不慑。彼得全于酒者而若犹是,而况得全于天乎?"由于醉汉处于昏迷状态,不知道惊慌恐惧,哪怕在坠车时也是处于顺其自然的状态,所以即使受伤也不严重,不会成为死症。醉酒坠车尚且能够防止重伤,何况是顺应自然规律而重视养生之道的人呢？李青云引用庄子此论，无非是强调，一个人保持精神安定对于健身延寿来说，无疑是至关重要的。

在起居饮食方面，李青云尤其注重每一个细节，处处讲究宜忌，以便趋利避害。他说："饮食起居，最宜留心。兹将其宜忌之处举告诸生：面要常擦，目要常楷，耳要常弹，齿要常叩，背要常暖，胸要常护，腰要常摩，足要常搓，津要常咽，腰要常揉……忌阴室贪凉，忌湿地久坐，忌冷着汗衣，忌热着晒火，忌出汗扇风，忌灯烛照睡，忌子时房事，忌凉水着肌，忌热火灼肤。"这些宜忌之处，大多属于生活细节，但有的对人体健康影响很大，的确值得人们特别是老年朋友注意。本篇最后谈到所谓十八伤：即久视伤精，久听伤神，久卧伤气，久坐伤脉，久立伤骨，久行伤筋，暴怒伤肝，思虑伤脾，极忧伤心，过悲伤肺、至饱伤胃，多恐伤肾，多笑(指笑得前仰后合)伤腰，多言伤液，多唾伤津，多汗伤阳，多泪(指哭得太多)伤血，多交(交媾)伤髓。诸如此类,皆宜随时留心。这就表明,不论视听言行,饥饱劳逸,日常嗜欲,思想情志等各个方面,均必须适度,不可太过。无论什么好事,均以适度为有益,太过则有害。凡事太多太久太过,均会招致损伤,必然造成祸害。所谓跨过真理一步就会成为谬误,正是说的这个意思。所谓养生之道,就是讲究一切都要维持平衡,一切都要适度,既不可太过,亦不可不及,总以适中适度最为稳妥可靠。

综观本篇全文,李青云一再强调内心清澈宁静,消除私欲与杂念,真正做到《黄帝内经》所说的恬淡虚无,精神内守。这是李氏养生思想的核心和灵魂,很值得人们反复琢磨和领悟。有位百年老学者在撰文谈心得体会时,与李氏不谋而合,真是英雄所见略同,颇具"心有灵犀一点通"的特点。

我国著名学者、作家杨绛,今年已年满100岁。她于2013年7月在《广州日报》发表了《百岁感言》

一文,很富有哲理性,特抄录几段如下:

"我今年100岁,已经走到了人生的边缘……人寿几何,顽铁能炼成的精金,能有多少?但不同程度的锻炼,必有不同程度的成绩;不同程度的纵欲放肆,必积下不同程度的顽劣。

"上苍不会让所有幸福集中到某个人身上,得到爱情未必拥有金钱;拥有金钱未必得到快乐;得到快乐未必拥有健康;拥有健康未必一切都会如愿以偿。

"保持知足常乐的心态才是淬炼心智、净化心灵的最佳途径。一切快乐的享受都属于精神,这种快乐把忍受变为享受,是精神对于物质的胜利,这便是人生哲学。

"一个人经过不同程度的锻炼,就获得不同程度的修养、不同程度的效益。好比香料,捣得愈碎,磨得愈细,香得愈浓烈。我们曾如此渴望命运的波澜,到最后才发现,人生最曼妙的风景,竟是内心的淡定与从容……我们曾如此期盼外界的认可,到最后才知道:世界是自己的,与他人毫无关系。"

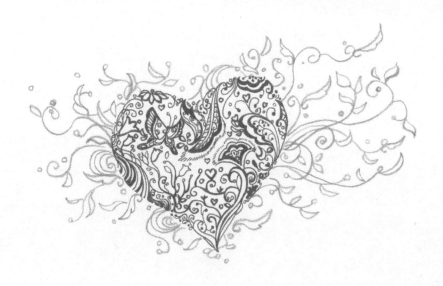

　　杨老的上述几段文字,可说对人生哲学做了最好的概括,尤其是最后一段话,也是对李青云如下几句话所做最好的诠释。李氏说:"不以人之毁也勃然而怒,亦不以人之誉也色然而喜。如此则心神泰然,朗彻如镜,此引年妙绝,人人得而宝之者。"杨老所说的保持"内心的淡定与从容",不必"期盼外界的认可",恰好与李青云的如上论述互相呼应,有异曲同工之妙。倘能真正做到这样,又何愁不能延年益寿呢?

　　(全文完)